日系经典·超声入门书系

妇产科超声入门

COMPACT ATLAS OF OBSTETRICS AND
GYNECOLOGY ULTRASOUND

中文翻译版·原书修订版

U0320120

主　　审　〔日〕和贺井　敏夫
著　　者　〔日〕永江　学
总 主 译　杨天斗　《中国超声医学杂志》编辑部
总 译 审　张缙熙　北京协和医院超声科　主任医师　教授
主　　译　孙心平　北京垂杨柳医院超声科　主任医师　教授

科　学　出　版　社
北　京

图字：01-2017-8707

内 容 简 介

　　本书是《超声入门书系》系列丛书中的一本。是针对初级超声医师编写的，内容涵盖了妇产科超声入门需要掌握的所有知识点。全书分为超声检查基础、产科超声和妇科超声3章，详细介绍了与超声检查有关的注意事项、检查方法、体位、扫查顺序、探头移动方式和妇产科解剖，产前超声常规检查项目和病理产科常见疾病的超声检查，生殖器畸形、子宫肿瘤、子宫腺肌病、宫内异物、卵巢肿瘤、囊腺瘤等各类妇科疾病的超声检查，并对疾病做了简要的介绍，方便读者同时掌握必要的妇产科知识。书中还配有大量易懂的示意图和病例图。本书篇幅短小精悍，描述准确、细致、规范、严谨，文字简练、易懂。非常适合初学者学习和掌握，是初学者必备的参考书。

SANFUJINKA ATLAS KAITEIBAN
© MANABU NAGAE 2000
Originally published in Japan in 2000 by VECTOR CORE Inc.
Chinese (Simplified Character only) translation rights arranged with VECTER CORE
Inc. through TOHAN CORPORATION,TOKYO.

图书在版编目（CIP）数据

　妇产科超声入门：原书第1版修订版 /（日）永江学著；孙心平主译. -- 北京：科学出版社，2018.6
　（日系经典. 超声入门书系）
　ISBN 978-7-03-057587-6

　Ⅰ.①妇… Ⅱ.①永…②孙… Ⅲ.①妇产科病—超声波诊断 Ⅳ.①R710.4

　中国版本图书馆CIP数据核字（2018）第111334号

责任编辑：郭　颖　郭　威／责任校对：张怡君
责任印制：赵　博／封面设计：龙　岩

科　学　出　版　社　出版
北京东黄城根北街16号
邮政编码：100717
http://www.sciencep.com

北京九天鸿程印刷有限责任公司印刷
科学出版社发行　各地新华书店经销

*

2018年6月第　一　版　开本：787×1092　1/32
2023年9月第七次印刷　印张：6 1/2

字数：139 000

定价：32.00元
（如有印装质量问题，我社负责调换）

　　在我国，超声检查结果已成为各级医院临床科室在疾病诊断时不可缺少的重要依据。目前，超声检查已普及到了县、乡、镇基层医院，甚至卫生所或相应的保健单位。因此，每年都会有大量医学院校毕业生开始从事这项工作，再加上往年已步入超声工作的初级医务人员，其数量是相当可观的。为适应不断发展的超声工作需求，这些初级超声医师都在不停地学习，并在临床实践中不断积累经验。在校学习和在工作中学习的方法有较大差异。前者多偏重于系统知识的学习，与临床工作结合不紧密；后者需要在掌握初级知识后，结合具体病例进行分析。许多刚上岗的初级超声医师，在检查中经常会遇到一些疑难问题而感到困惑，此时非常希望有本实用且携带方便的超声检查入门指导书，可以随时翻阅，以解决困惑。因此，我们把近20年来在日本一直畅销的一套入门必备参考书（共6本）全部译出，希望本套书的出版可以帮助初级超声医师度过入门阶段。

　　本丛书的译者，均是从事超声工作多年并在相关领域有着丰富经验的专家。他们在繁忙的临床、社会工作之余，克服了种种困难，在保证译文质量的前提下，按时完成了各自承担的任务，借此表示衷心感谢。

　　由于水平有限，译文难免存在不妥之处，敬请同仁指教。

《中国超声医学杂志》编辑部　主任

杨天斗

产科领域超声检查的普及速度令人吃惊，现已成为产前检查的常规项目，特别是伴随着围生期医学的发展，使早期的宫内诊断变得越来越重要。这次修订，增加了不少胎儿畸形方面的病例和胎儿心脏畸形方面的内容，相信会对初学者和日常从事妇产科超声工作的医师提供一些帮助。

该书并不是按系统编写的，而是以日常工作中常见的病例为主编写的。学习、使用本书时，尚需参考其他专业书籍。如果读者能够借助本书及时发现早期胎儿异常，并将本书作为工作中必备的参考书，笔者将会十分欣慰。

永江学

众所周知，近年来随着超声仪器和检查方法的进步，超声检查在临床诊断中已是不可缺少的手段之一。同时，由于超声检查的普及，目前，许多临床科室除将其作为常规检查外，还将其广泛用于疾病筛查和健康体检。在这种情况下，超声医师的责任也随之增加，这也是一种世界性的趋向。

在日本，以日本超声波医学检查研究会为代表，在检查技术的发展等方面作出了很多贡献，其水平也位居世界前列。正因为这一缘故，于平成6年（公元1994年）在日本札幌召开的第7届世界超声波医学学术联合大会（WFURB '94）上，我们又同该研究会一起成为大会主办单位。借此机会，我由衷地向该研究会的领导及同仁深表敬意。

日本超声波医学检查研究会的领导继出版《腹部超声检查笔记》后，又发行了《超声入门书系》共6册，这对从事临床超声检查的医师来说是件非常有意义的事情。

这套超声检查丛书包括：《腹部超声入门》《腹部超声读片入门》《乳腺超声入门》《心脏超声入门》《妇产科超声入门》和《超声设备使用入门》。各分册内容都是最基础、最重要的。担任该丛书的所有编著者，均是具有指导水平的日本超声医学检查研究会的专家。

从该丛书内容上看可以说是手册性质，每个分册都从初学者的角度出发，为其提供从检查基础至实践应用方面的临床征象和注意事项，这些内容也都是根据作者们自己多年来在临床超声检查中取得的丰富经验进行的详细论述。因此，其内容乍看起来似乎面面俱到，但却不像普通教科书那样需要一章一章地循序阅读，而是可以在实际的检查工作中，遇到不明白的问题或产生疑虑时，像查词典那样翻阅本书，这就是我们编写该书的目的。也就是说，丛书虽然像B6纸版那样小型化，但它却以详细的书目和固定模式按手册样式编辑而成，让读者使用方便、读则易懂。此外，该丛书的另一个特点是大量采用带有解说的示意图及极具代表性的超声图像。值得一提的是，这套丛书虽由6名专家分别执笔，但在编书期间，作者们也都充分交换了意见，以使本书确定的目的及特征能始终贯穿全卷，在这方面作者们做得非常周到、细致。

我们确信，这套丛书不但对从事超声检查的初学者，而且对从事日常超声检查的其他临床工作者都是一套非常方便、十分有用的书籍。

顺天堂大学名誉教授
日本超音波医学会名誉会员
和贺井敏夫

超声检查的普及速度令人吃惊。特别是在产科领域，由于实时超声设备的开发与普及，现已成为产前的常规检查项目。

笔者在昭和49年（公元1974年）大学毕业后，便在现工作单位从事超声检查工作，至今已近20年，当时的情况与现在简直无法相比，那时的超声设备既大型又笨重。若进行复杂检查，必须具备非常熟练的操作技术才能完成。检查时间是现在的数倍，反馈信息也差，那时笔者甚至常怀疑超声检查还能不能继续下去，然而现今的情况的确发生很大改变。

这本妇产科超声检查手册，外形小得可放在医生工作服的口袋里，并可在检查床旁随时翻阅，该书如能对读者有些帮助，笔者将会非常高兴。

本书在写作过程中，承蒙圣玛丽亚医科大学医院超声检查科、妇产科教研室的大力协助，谨此表示衷心的感谢。

毕业于名古屋保健卫生大学卫生系
圣玛丽亚医科大学医院超声中心副主任
日本超声波学会会长
医学博士
永江学

第1章

超声检查基础

1 Chapter

一、基础

1. 超声检查的特征

（1）经腹壁妇科超声检查通常需要充盈膀胱。

（2）超声检查与X线检查完全不同，不涉及放射辐射，使用的设备对胎儿也几乎没影响。患者没有痛苦，并可以重复检查。

（3）检查的图像实时性好，产科检查可以直接观察子宫内情况及胎儿的心脏搏动和胎动。即时性好，诊断结果在检查当时就可知道。

（4）经阴道超声检查，则不需要充盈膀胱，患者无不适感。对于不孕症患者，还可在经阴道超声引导下穿刺取卵。

（5）超声引导下穿刺，可以边看图像边穿刺，既安全可靠，又定位准确。

（6）超声设备的体积小。容易在病房床旁进行检查。

2. 学习超声检查的方法

◆ **学习超声检查的要求**

学习超声检查，需要从知识、技术、经验这三个方面开始。

（1）知识方面：超声波的物理特性、人体断层解剖学、组织胚胎学及与疾病有关的病理生理学。

（2）技术方面：扫查技术、设备调节、识别图像和书写检查报告等。在识别图像方面应包括对异常超声图像的理解；在记录图像时应尽可能多地提供图像信息。

（3）经验方面：应将超声图像与病理情况进行对比，构建更深的知识，要与其他影像学诊断结果比较，还应经常参加病例讨论等，这样才能更快地积累有用的经验。

◆ **初学者常存在的问题**

（1）握持探头过于僵硬，扫查不灵活，这样常难于详尽地进行观察。

（2）移动探头过快，容易漏掉异常所见。

（3）检查不够认真、细致，从而获得的诊断信息较少。

（4）只注意检查一个部位，却遗漏了其他部位的病变。

3. 检查医师应注意的事项

（1）孕妇最担心的是超声检查对胎儿有影响，在检查前应说明本检查的安全性，以消除孕妇的不安情绪。检查时需要暴露下腹部，但只要能满足检查需要就够了，要尽可能少暴露，在患者面前不要谈论与检查无关的事情。

（2）需要充盈膀胱时，在膀胱充盈后尽快开始并完成检查。

（3）要多观察正常病例，发现不明显的异常病例时，应多与他人交流。

（4）卵巢、子宫内膜会随月经周期变化，此时应注意与病变或异常相鉴别。

（5）一幅图像中尽量包含较多的诊断信息。另外，记录的图像不能仅限于自己明白，也要做到使别人能看懂。

4. 超声检查的相关事项

（1）超声检查者的操作手法对于检查获得的信息有很大影响，所以要求检查者应具备足够的相关知识与操作技能，模糊的知识与牵强的解释是产生误诊的重要原因。

（2）膀胱充盈不良时，消化道内的气体会影响某些超声病变的显示，因此要在膀胱充盈良好后再进行检查。

（3）在手术瘢痕部位探头与皮肤接触不好，易产生伪像。

（4）正确使用超声设备很重要，如果对设备的输出功率、增益等调节不当，有可能会遗漏病变或损坏设备。

二、检查

1. 检查前的准备

◆ 妇产科超声检查的注意事项

（1）妇产科超声检查需要充盈膀胱，膀胱内有足够的尿液才能显示正常图像，通常在检查前3h开始憋尿。大量饮水，感觉到有尿意时才可进行检查。否则，子宫、卵巢的病变难以显示清楚。

（2）对于妊娠者，胎儿的大小、状态、胎盘位置等都要观察清楚，并做好记录。

（3）妊娠15周以后不需要特殊准备即可进行检查。

◎ 膀胱充盈过程中的图像变化

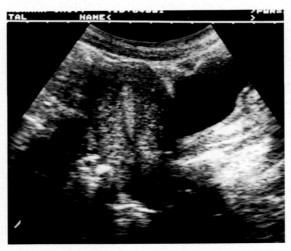

膀胱充盈不良的声像图

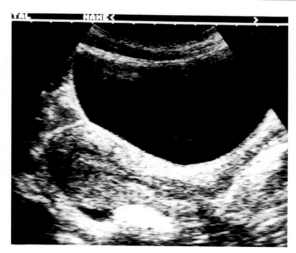

膀胱充盈适度的声像图

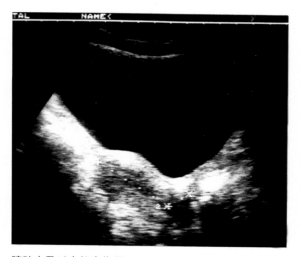

膀胱充盈过度的声像图

2. 检查的准备

◆ **检查的安排**

（1）胃镜、胃肠道钡剂造影检查后，消化道内会残留气体与钡剂，应于2~3d后再行超声检查。

（2）应在腹腔镜检查1周后再行超声检查。

◆ **超声传导介质**

（1）探头与皮肤间的空气会造成超声波反射，因此，应在探头与皮肤间涂耦合剂、橄榄油、甘油等作为超声传导介质。

（2）凉的传导介质会使患者紧张或不舒服，因此，应对耦合剂适当加温。

◆ **检查局部**

（1）检查以外的部位要用医疗用巾覆盖。

（2）检查结束后，用面巾纸等擦去耦合剂。

3. 检查的体位

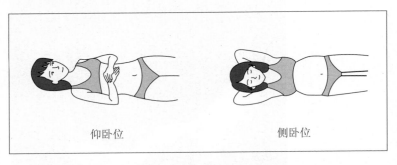

仰卧位　　　　　　　　　　　侧卧位

（1）通常妇产科超声检查采用仰卧位，双手放在胸前。

（2）充分暴露下腹部至耻骨联合的部位，其他不需要检查的部位用医疗用巾等覆盖。

（3）妊娠中、晚期平卧位时易出现低血压，变换为侧卧位后即可恢复。

孕妇仰卧位低血压综合征

妊娠晚期的孕妇仰卧位时，可出现低血压症状，表现为恶心、呕吐、出冷汗、面色苍白、感觉不舒服、呼吸困难等，原因是增大的子宫压迫下腔静脉回流，变换为侧卧位可恢复。

---

4. 图像的表示方法

（1）横切面图像（水平面图像）

被检者仰卧位，从足侧向头侧观看，图像的前方是被检者的腹侧，图像后方为背侧，图像左侧为被检者的右侧，图像右侧为被检者左侧。

（2）纵切面图像（矢状面图像）

被检者仰卧位，从右侧往左侧观看，图像前方为被检者腹侧，图像后方为背侧，图像左侧为被检者头侧，图像右侧为被检者足侧。

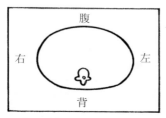

横切面图像

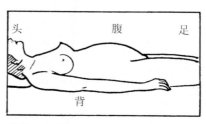

纵切面图像

超声图像的表示法从观察到记录要按统一标准，只有这样，才能使其他人也看得懂，同时对以后再次读图也有帮助。

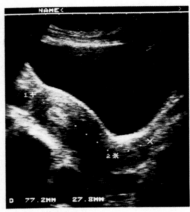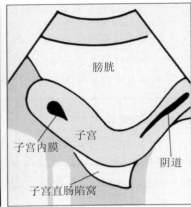

子宫纵切面声像图

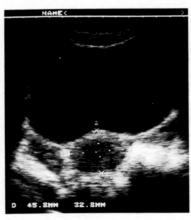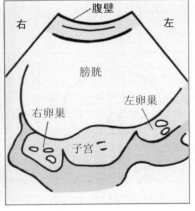

子宫横切面声像图

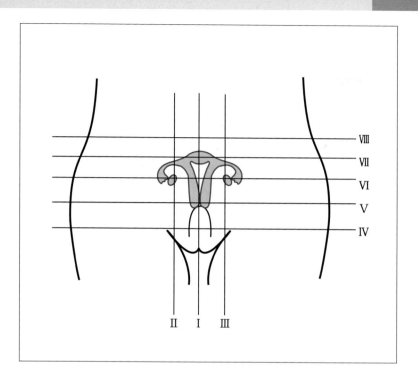

5. 扫查顺序

（1）首先做正中纵切面扫查。这样，可以观察膀胱充盈状态，以判断检查能否进行。

（2）按一定的扫查顺序［正中纵切面、左右卵巢的纵切面（Ⅰ、Ⅱ、Ⅲ）；横切面由下而上（Ⅳ、Ⅴ、Ⅵ、Ⅶ、Ⅷ）］进行扫查，这样可以防止遗漏。

（3）按扫查顺序，对各脏器进行观察，脏器若左右对称，对比观察非常重要。

（4）检查者要边检查边构思所得信息的立体图像。

6. 探头移动方式

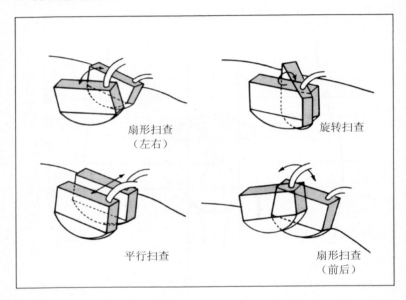

扇形扫查
（左右）

旋转扫查

平行扫查

扇形扫查
（前后）

（1）探头扫查方式有平行扫查、扇形扫查、旋转扫查3种。检查时常将3种方式结合使用。

（2）检查时为使探头与皮肤密切接触，应对探头稍稍施力。

（3）扫查时手应握紧探头，但手腕部要放松，以方便探头移动。

7. 妇产科解剖

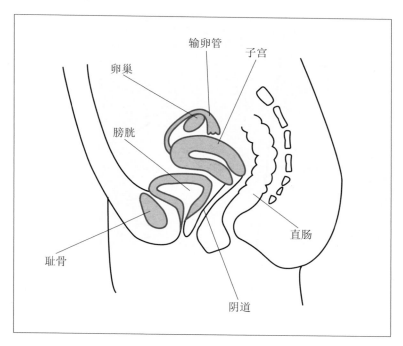

◆ **子宫的解剖**

（1）子宫位于骨盆的中央，是膀胱与直肠之间的肌肉性器官。

（2）外形呈前后扁平的梨形，成熟的子宫如鸡蛋大小。

◆ **卵巢的解剖**

（1）卵巢是女性的性腺，位于骨盆腔的左右两侧，输卵管下方的卵巢窝内。

（2）形态扁平，质量为 $4 \sim 8\,g$。

◎ 正常超声图像（纵切面）

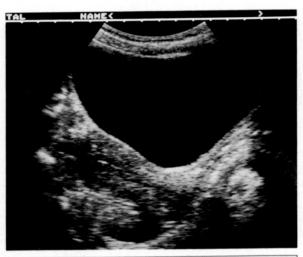

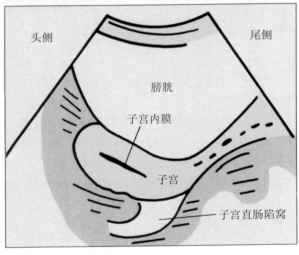

◎ 正常超声图像（横切面）

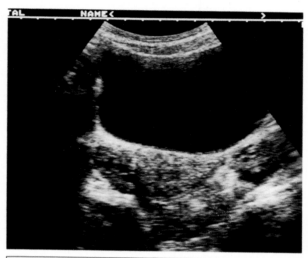

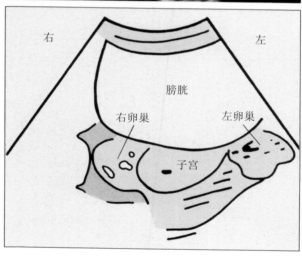

第2章

产科超声

2

Chapter

一、妊娠早期

1. 确认胎囊、胎儿

胎囊由妊娠早期的受精卵和呈囊状的绒毛膜腔构成。通常，超声检查说的胎囊是指后者。胎囊内的无回声区是羊膜腔和绒毛膜腔。

◆ **胎囊（gestational sac，GS）、胎儿的确认**

（1）从妊娠5周开始在子宫内出现圆形或类圆形囊状结构即胎囊。

（2）胎囊周围呈环状高回声。

（3）胎囊径每日生长1 mm。

（4）根据胎囊径的大小可以大体判断妊娠周数。

（5）从妊娠6周，最迟至8周，可以100%显示出胎儿图像。

◆ **注意事项**

（1）异位妊娠时，宫腔内可以出现假胎囊声像。

（2）判定胎芽预后比较困难。

（3）要将胎芽的心管搏动与母体心搏相区别。

（4）有时能看到胎囊之外的宫腔、绒毛膜下血肿。

—— 胎芽（embryo）与胎儿（fetus）——

一般的产科学教材上，将妊娠6周以前定义为胎芽，之后称为胎儿。国际妇产科学会的妇产科术语定义妊娠8周之内为胎芽。

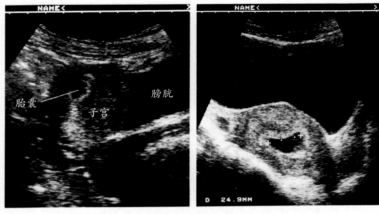

胎囊
子宫
膀胱

妊娠5周

D 24.9MM

妊娠6周

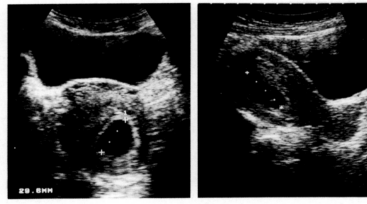

29.8MM

妊娠7周

妊娠8周

左上图显示妊娠5周于子宫底部可见圆形胎囊，随着妊娠周数的增加，胎囊周边的环状强回声越来越明显

2. 胎囊、顶臀长的测量

◆ 胎囊的测量

（1）胎囊的测量是测胎囊的最大长径。

（2）妊娠8周之前测量胎囊。

◆ 顶臀长（crown-rump lenght，CRL）的测量

（1）测量顶臀长时，图像要显示胎头、躯干，在胎儿轻度弯曲的姿势下进行。

（2）在妊娠8～12周时进行顶臀长测量。

（3）不要将卵黄囊误认为是胎头。

（4）测量顶臀长时不要包括脐带与下肢等部位。

（5）妊娠周数为顶臀长的测量值（cm）加上7。

◎ 胎囊的测量

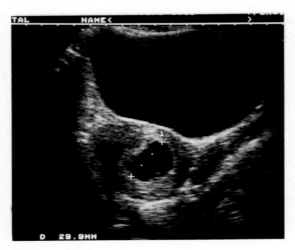

妊娠7周，30 mm

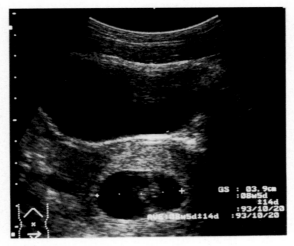

妊娠8周，39 mm

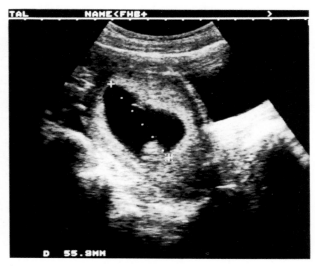

妊娠9周，56 mm

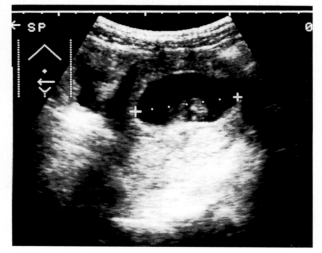

妊娠10周，61 mm

◎ 顶臀长（CRL）的测量

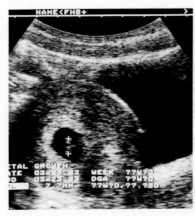

妊娠7周，8 mm

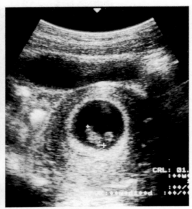

妊娠8周，13 mm

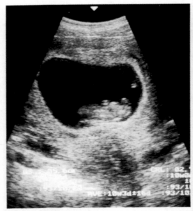

妊娠9周，27 mm

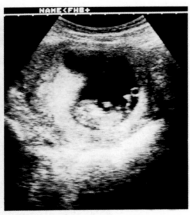

妊娠10周，31 mm

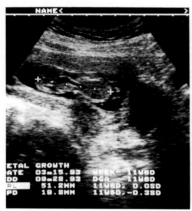

妊娠11周，51 mm

妊娠12周，60 mm

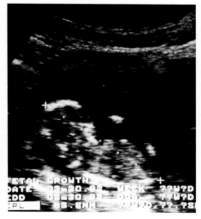

妊娠13周，64 mm

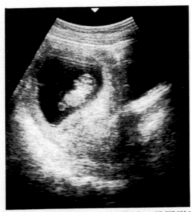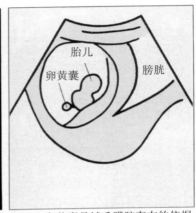

卵黄囊。位于胎儿臀部附近，呈圆形无回声，卵黄囊是绒毛膜腔存在的依据

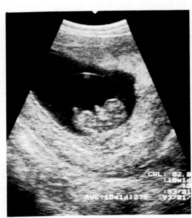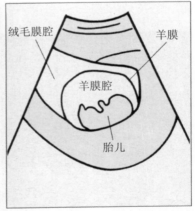

羊膜。胎儿周边线样回声是羊膜的声像。胎儿存在于羊膜腔中，妊娠15周左右羊膜与绒毛膜融合为卵膜

3. 多胎妊娠

（1）2个以上胎儿同时存在称多胎妊娠。

（2）对子宫内胎囊数、胎囊内胎儿数要做出明确诊断。

（3）双胎的发生率为1/120～1/100。

（4）多胎妊娠包括单卵多胎和多卵多胎。

（5）应注意，不要将流产时变形的胎囊、血肿等误认为是正常的胎囊。

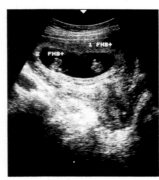
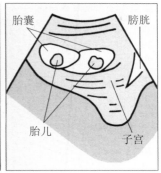

多胎妊娠早期。妊娠11周零3天的超声图像，子宫内显示出2个胎儿，确认为双胎妊娠

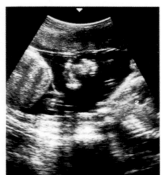
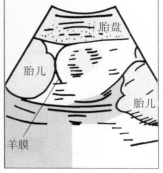

多胎妊娠中期。同一孕妇妊娠23周零6天的超声图像。宫腔内显示2个胎儿，但这个时期要显示胎儿整体比较困难

4. 妊娠周数的计算

（1）根据超声检测的胎儿顶臀长（CRL）计算妊娠周数的精确度比较高。

（2）用胎囊最大径、双顶径（biparoetal diameter，BPD）计算妊娠周数时，至少测量2次以上，取平均值。

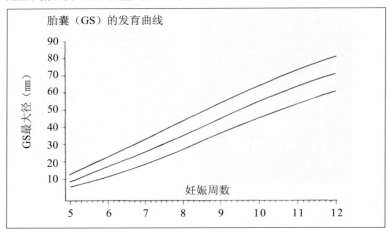

胎囊（GS）的发育曲线

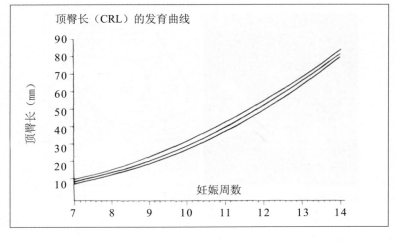

顶臀长（CRL）的发育曲线

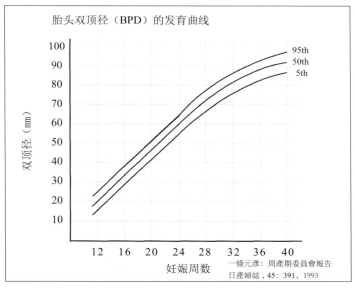

胎头双顶径（BPD）的发育曲线

一條元彦：周産期委員會報告
日產婦誌，45：391，1993

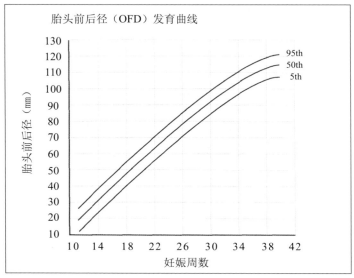

胎头前后径（OFD）发育曲线

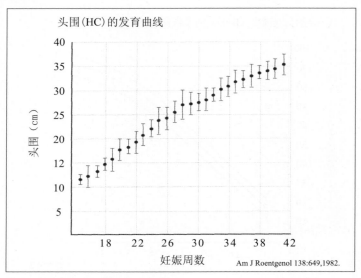

头围(HC)的发育曲线

头围（cm）

妊娠周数

Am J Roentgenol 138:649,1982.

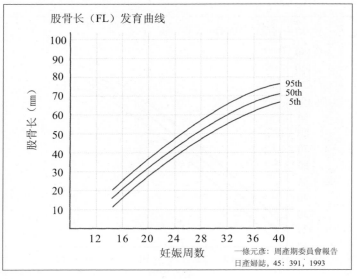

股骨长（FL）发育曲线

股骨长（mm）

95th
50th
5th

妊娠周数

一條元彥：周産期委員會報告
日産婦誌，45：391，1993

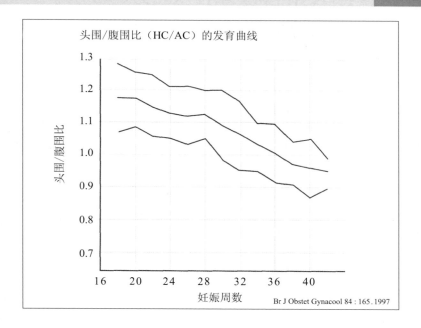

头围/腹围比（HC/AC）的发育曲线

纵轴：头围/腹围比

横轴：妊娠周数

Br J Obstet Gynacool 84 : 165 . 1997

二、妊娠中晚期

1. 妊娠中晚期观察点

◆ 观察点

（1）胎儿的发育状况。

（2）胎盘的位置。

（3）胎儿有无发育异常。

（4）有无合并肿瘤。

◆ 妊娠中晚期扫查顺序

（1）首先在耻骨联合上做横切面扫查，判断胎头与胎位。（Ⅰ）

（2）沿母体腹壁做胎儿横向扫查，观察胎儿胸部、腹部等。
（Ⅰ→Ⅳ）

（3）同时确定胎盘位置，测定羊水量。

（4）对胎儿进行全面观察的同时进行各种测量。

（5）确认有无合并肿瘤。

◆ 注意事项

（1）必须观察胎儿的全部，特别注意观察胎儿的头部、胸部
（心脏）、脊柱、胃、膀胱、脐带附着处的腹壁、肾脏、股骨等。

（2）胎盘的辨认比较容易，但是注意应与子宫局部收缩相
鉴别。

（3）如果能做到对胎儿全部观察，出现漏诊的情况就会明显减
少，但是要熟悉某些畸形出现的时期与胎龄有关。

（4）妊娠中晚期检查中常只注重妊娠子宫，而忽视了子宫肌
瘤、卵巢肿瘤的检查。必要时可对子宫侧方与上方进行观察，以确
定有无肿瘤。

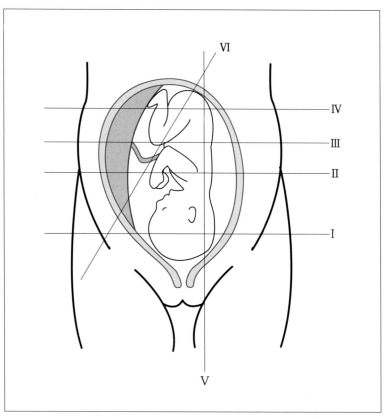

扫查方法

2.双顶径的测量

（1）双顶径（biparietal diameter，BPD）：在头部横切面进行测量。

（2）首先显示出胎儿头部中央的脑中线（midline echo）。

（3）测量时，从颅骨近端外侧缘量到对侧颅骨的内侧缘。

（4）若在标准切面的偏上方仅显示出脑中线时进行测量，其结果偏小。

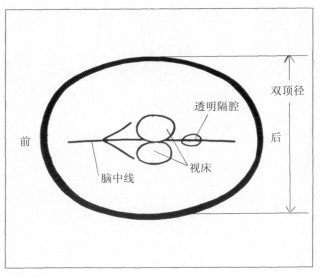

测量双顶径（BPD）

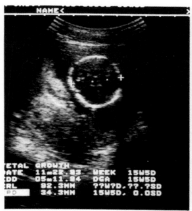

妊娠15周的双顶径。妊娠15周时测量双顶径（34 mm），超声提示为妊娠20周

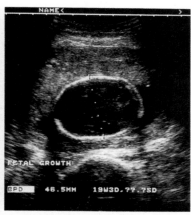

妊娠21周的双顶径。测量值显示为妊娠21周零3天，稍大于妊娠周

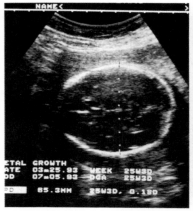

妊娠24周的双顶径。双顶径提示妊娠24周零4天，稍大于妊娠周

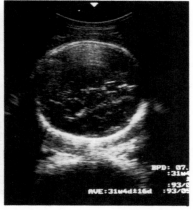

妊娠30周的双顶径。双顶径提示为妊娠30周零3天，稍大于妊娠周

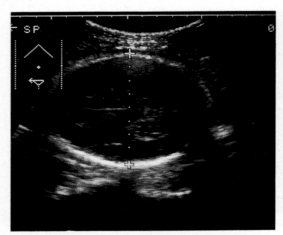

妊娠35周的双顶径。双顶径测量提示为妊娠35周零4天，稍大于妊娠周

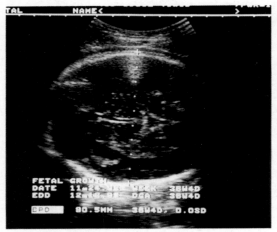

妊娠41周的双顶径。37周之后胎儿头进入盆腔，这时测量的双顶径偏小（双顶径为91 mm）

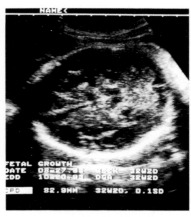
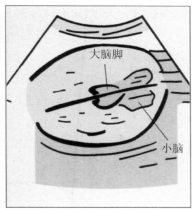

大脑脚

小脑

该超声图像比标准切面位置低，显示出小脑的一部分

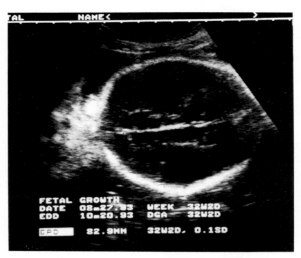

该超声图像仅显示出脑中线，比标准切面位置高，此时测量的双顶径比实际偏小。脑中线两侧的透明隔腔及丘脑均未显示

3. 侧脑室径与大脑半球径的测量及比值

（1）较测量双顶径切面时稍偏向头顶侧，显示出侧脑室与脑中线平行时再进行测量。

（2）大脑半球径的测量是从脑中线至颅骨内侧缘之间的距离。

（3）妊娠24 周以后侧脑室径/大脑半球径的比值超过45% 可诊断为脑积水。

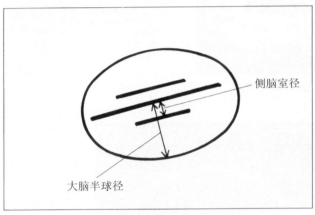

侧脑室径与大脑半球径的测量

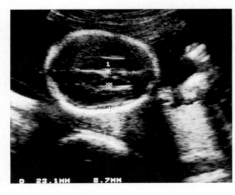

该超声图像切面比双顶径切面稍向上，可观察到与大脑镰平行的脑实质回声

4. 股骨长的测量

（1）胎儿横切面显示臀部，在此部位探头旋转90°稍微左右摆动扫查即可显示出股骨。

（2）根据股骨的直线状回声可确认股骨长（femoral length，FL）。

（3）显示出股骨的最大长度后再进行测量。

（4）在股骨的中央进行测量。

（5）要测量骨化部分的股骨长，没有骨化的股骨头不要包含在内。

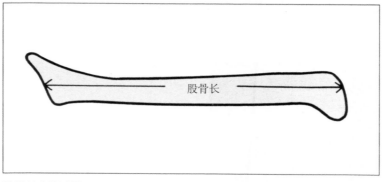

股骨长度的测量

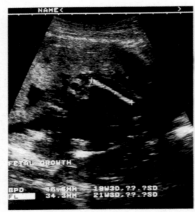

妊娠15周的股骨长

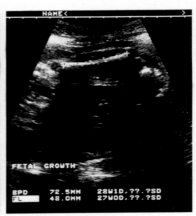

妊娠25周的股骨长

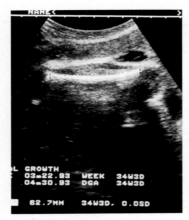

妊娠35周的股骨长

5. 腹部的测量

◆ **腹部的测量**

（1）测量腹部的大小是推算胎儿体质量不可缺少的参数。测量时首先显示出正确的横切面。

（2）显示脐静脉是确认腹部横切面的标志，显示脐静脉的最长径、门静脉和胃泡有助于确定该切面。

◆ **测量方法**

（1）测量前后径与左右径都是从最外侧到对面的最外侧，即外-外测量。

（2）测量腹围时，依据前后径、左右径，在切面呈椭圆形时进行测量。

（3）应注意腹部的测量不能作为计算妊娠周的参数。

（4）腹部测量与头部测量相比较，可用于评价胎儿发育情况。

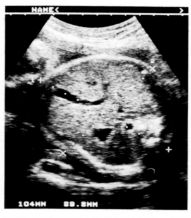 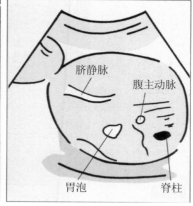

妊娠34周零3天的腹部测量图像。显示腹主动脉呈圆形，与脊柱、腹主动脉呈垂直的横切面

6. 胎儿体质量的推算

对于胎儿体质量的推算，当然是测量的项目越多越好，但一般只测量双顶径、股骨长和腹围。

以下是比较常用的计算公式（单位：cm）。

胎儿体质量（g）＝躯干前后径×横径×40－244

胎儿体质量（g）＝躯干前后径×横径×30＋247

胎儿体质量（g）＝1.07×3×双顶径＋3.42×躯干前后径×横径×股骨长

胎儿体质量（g）＝1.171×3×双顶径＋2.864×躯干前后径×横径×股骨长＋26.84

◎　**出生时体质量基准曲线**

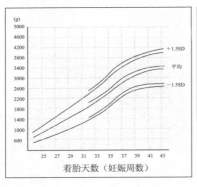

男性胎儿：经产妇（上）与初产妇（下）

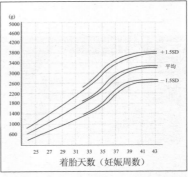

女性胎儿：经产妇（上）与初产妇（下）

7. 心胸比

◆ **胸部的测量**

（1）胎儿若有心脏疾病、膈疝及胸部畸形等问题，大多会对心胸比有影响。

（2）在胎儿心脏的四腔心切面进行测量。

◆ **测量方法**

（1）心脏横径与胸部横径(相平行)之比表示为心胸比(cardio-thoracic ratio ，CTR)。

（2）心脏横切面的面积与胸部切面的面积之比，表示为心胸面积比（cardio-thoracic area ratio，CTAR)。

（3）CTAR一般在心脏舒张期进行测量。

（4）羊水过少时测量CTAR。

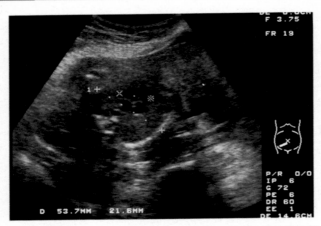

CTR 测量方法。显示出胎儿四腔心切面后，测量心脏的横径与其平行的胸廓横径，计算两者之比

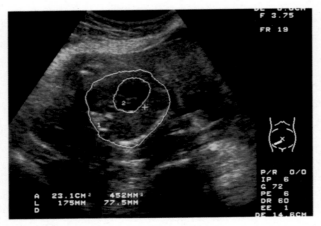

CTAR 测量方法。显示出胎儿四腔心切面后，测量心脏横切面的面积与胸廓横切面的面积，计算两者之比

8. 正常胎盘

◆ 胎盘

（1）胎盘在妊娠20周左右完全形成，多附着在子宫的前壁或后壁。

（2）妊娠晚期的胎盘直径15～20 cm，厚约2 cm，质量约450 g（相当于新生儿体质量的1/6），外形扁平。

（3）妊娠晚期的胎盘逐渐出现各种退行性变，呈现老化的现象。

（4）如果胎盘的厚度超过5 cm，必须考虑母体有无糖尿病，胎儿有无非免疫性水肿、先天性畸形及Rh血型不合等情况。

◆ 胎盘声像

（1）正常胎盘呈均匀、细致的回声。

（2）后壁附着的胎盘，受胎儿的影响，有时部分显示不清。

（3）胎盘误诊与位置判断错误的常见原因。

① 子宫的局部收缩。

② 底蜕膜肥厚。

③ 膀胱过度充盈造成子宫颈部伸展。

④ 误认为宫颈内口。

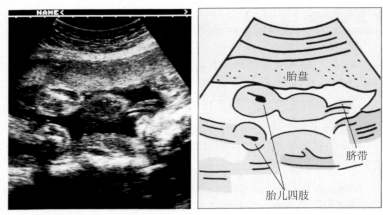

妊娠24周零5天的超声图像。胎盘附着在子宫前壁，附着处有稀疏的回声带，较容易辨认

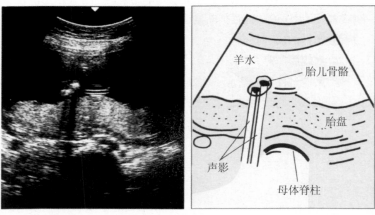

妊娠20周零3天的超声图像。胎盘附着在子宫后壁，可以看到胎儿部分骨骼形成的声影

◆ Grade 0～3级的胎盘图像

0级：出现在妊娠早期到中期。

1级：出现在妊娠30周到晚期。

2级：出现在妊娠33周到晚期。

3级：出现在妊娠35周到晚期。

胎盘的过度成熟（与妊娠周不相符）可能与胎盘功能、胎儿肺的成熟度、胎儿假死等有关，但确切的原因至今还不清楚。

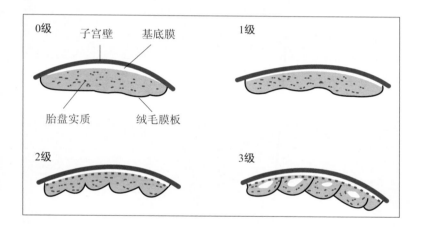

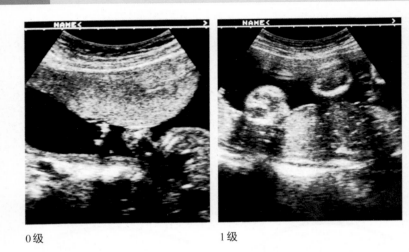

0级

1级

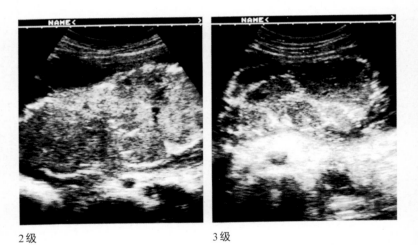

2级

3级

9. 外生殖器的显示

◆ 扫查方法

（1）显示股骨长轴切面，探头稍向内侧倾斜便可得到胎儿骨盆的横切面。

（2）在此切面上可显示肛门、会阴部、外生殖器等器官。

（3）男性胎儿外生殖器与会阴部之间呈棍棒状或像沙漏计时器形状的回声。

（4）女性胎儿外生殖器与会阴部之间呈树叶状声像。

◆ 检查方法

（1）在羊水量多的妊娠25～35周检查。

（2）外生殖器在骨盆位及妊娠晚期显示较困难。

（3）即使在胎儿体位正常时，外生殖器显示不清楚的情况也是常见的。

（4）睾丸在妊娠28周以后才会下降至阴囊，在此前阴囊较小。

（5）妊娠24周以前，脐带位于两股骨之间时，也有可能被误认为是男性胎儿的外生殖器。

（6）妊娠28周之前，较大的大阴唇有时也不容易与阴囊相鉴别。

◎ 男性胎儿的外生殖器

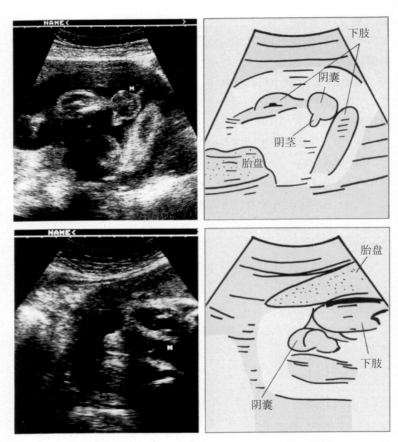

若能清楚地显示出阴囊，较容易做出诊断，但有时阴囊会隐藏在大腿部，这时诊断会困难些

◎ 女性胎儿的外生殖器

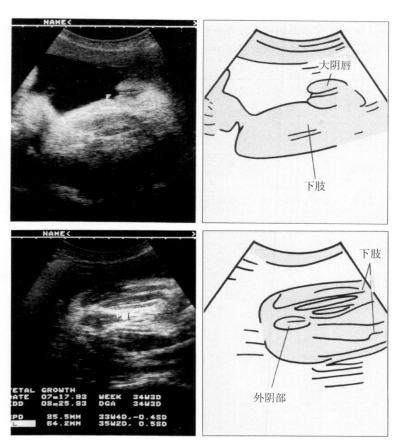

显示女性胎儿的大阴唇呈树叶状

三、胎儿正常超声解剖

- 要了解胎儿超声的异常表现，首先应知道正常的胎儿图像。
- 表中列举的是目前报道中常见的胎儿异常。

头颈部	无脑儿、小头症、脑积水、唇腭裂、后颈部水肿（21-三体）、耳廓畸形、畸胎瘤、淋巴水瘤或囊状水瘤等
胸部	心脏畸形、心包积液、胸腔积液、肺肿瘤
腹部	脐疝、腹壁裂、腹部肿瘤、腹水、肾积水、卵巢囊肿、阴囊　水肿
四肢	四肢成骨不良、手指畸形
脊柱	脊柱裂

1. 头部

◎ 眼球

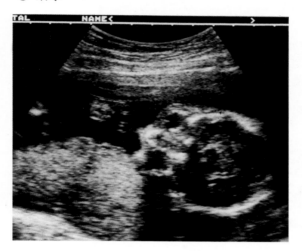

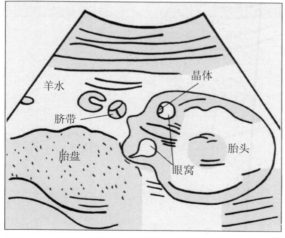

胎儿头部中空的圆形图像为眼窝，眼窝中间小圆形回声区是晶状体

◎ 鼻与口唇

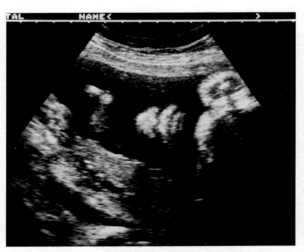

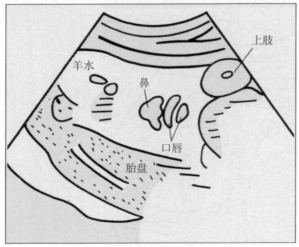

胎儿的鼻部和口唇切面，这个切面是诊断胎儿唇裂必需的切面

◎ 眼、鼻、口

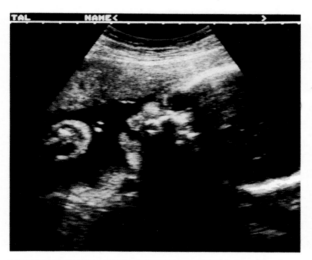

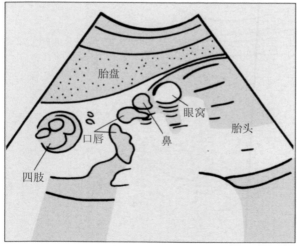

胎儿颜面部纵切面，可显示眼窝、鼻和口唇

◎ 耳

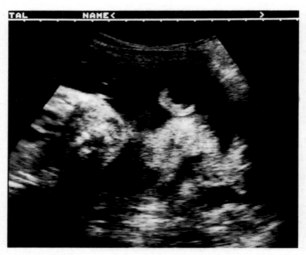

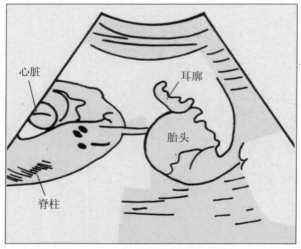

观察耳廓位置有无异常，可用于诊断染色体疾病

2. 胸部

◎ 心脏

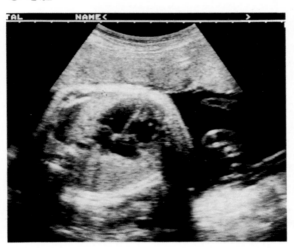

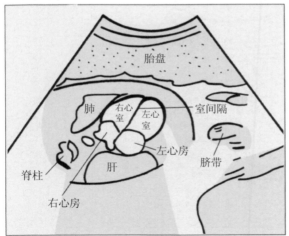

胎儿心脏四腔心切面，可清晰显示室间隔，用此切面可诊断心脏畸形、心脏扩大等

◎ 肺、横膈

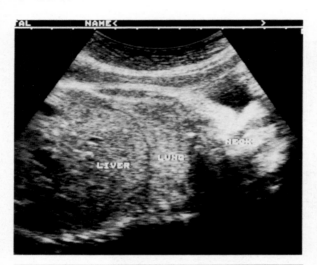

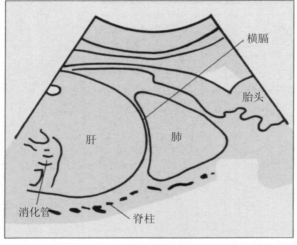

胎儿纵切面图像，可显示出肺与肝之间线样低回声的横膈

3. 腹部

◎ 肝、胃、脐静脉

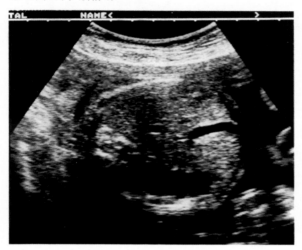

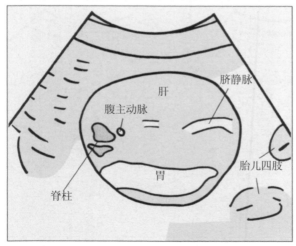

胎儿腹部横切面，测量腹围用此切面

◎ 肾脏

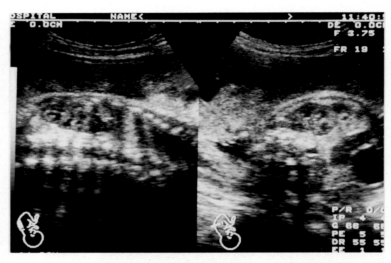

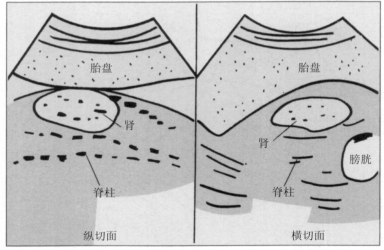

| 纵切面 | 横切面 |

与成年人肾回声相似的胎儿肾。扫查肾时若羊水过少，则必须选用此切面

◎ 膀胱

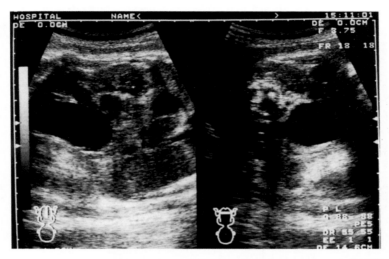

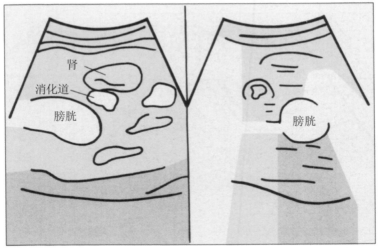

图像中可观察到膀胱内呈无回声，小膀胱是由于排尿后所致，要鉴别有无异常需经过20～30 min后再行复查确定

4. 四肢

◎ 大腿、足

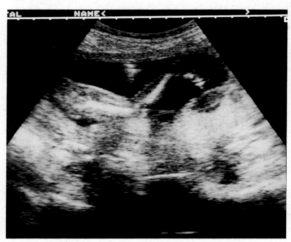

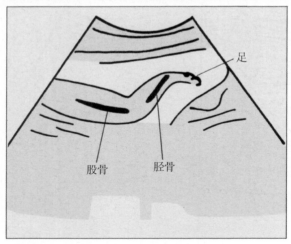

妊娠20~25 周容易观察胎儿四肢，由于受胎动的影响，要想在一张图片上把四肢全部显示，比较困难

◎ 手腕、手

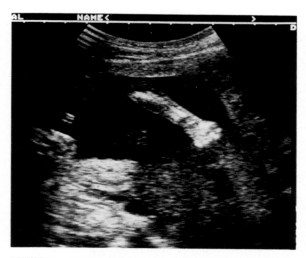

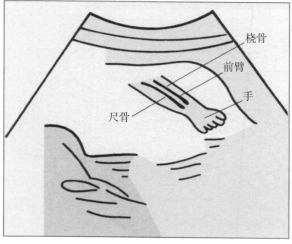

5. 主动脉

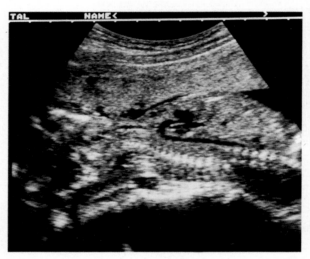

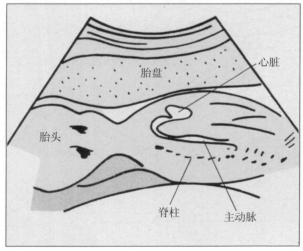

妊娠中期可以观察到胎儿的体循环

6. 毛发

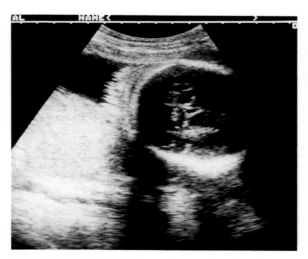

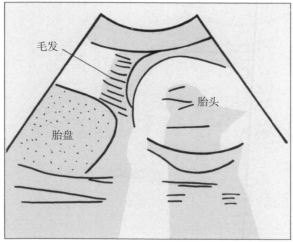

可观察到胎儿聚集的线样毛发回声

7. 脐带

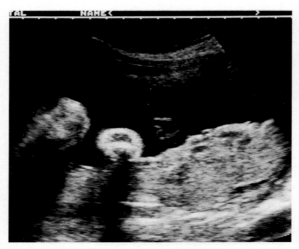

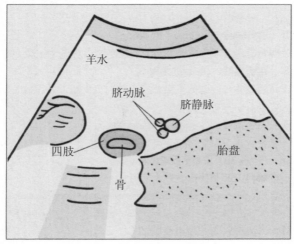

脐带由一条脐静脉和两条脐动脉组成。染色体异常时可出现单脐动脉

四、异常妊娠

1.流产

◆ **超声图像**

（1）若妊娠周数准确，妊娠8周以后仍显示不出胎儿图像。

（2）胎囊直径超过40 mm，但仍未显示胎儿图像。

（3）胎囊内虽可显示胎儿，但确无胎心搏动。

（4）与妊娠周数相比，胎囊直径过小。

（5）胎囊附着在近宫颈处。

◆ **流产**

（1）流产是指妊娠20周以前终止妊娠。

（2）10%～15%的妊娠可发生自然流产。

（3）流产分类

① 先兆流产：虽维持正常妊娠，但却出现了流产的症状（阴道出血、腹痛等）。

②难免流产：先兆流产的症状进行性加重，会出现宫颈管扩张。

③稽留流产：妊娠征兆消失，子宫不再增大，受精卵虽死，但仍留在宫内。

④完全流产：胎囊与绒毛完全排出。

⑤不全流产：仅排出了部分胎囊。

◆ **注意事项**

（1）膀胱充盈差时常显示不出胎囊。

（2）不要与母体血管搏动相混淆。

（3）一次检查不能做出正确诊断时，1周后可再复查，以确认胎囊的发育及胎儿情况。

◎ 流产图像

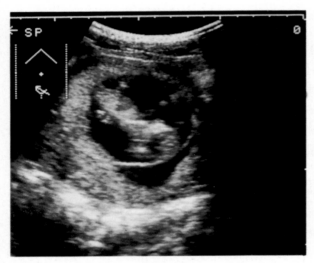

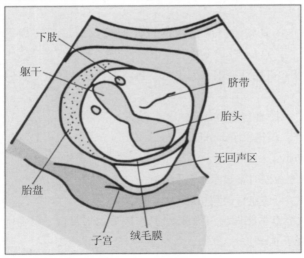

先兆流产病例。绒毛膜外无回声区可疑为血肿形成

◎ 流产图像：胎囊变形

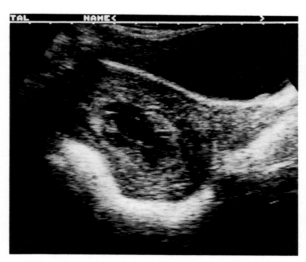

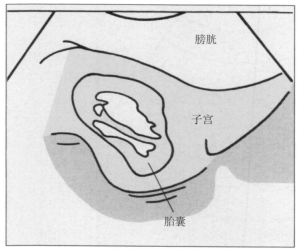

妊娠13周零1天的超声图像。 子宫内胎囊变形，无胎儿影像，此图像应与葡萄胎相鉴别

◎ 流产图像：胎儿变形

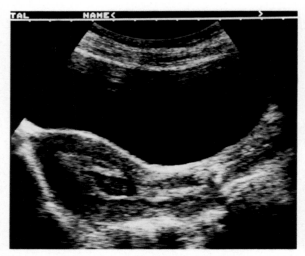

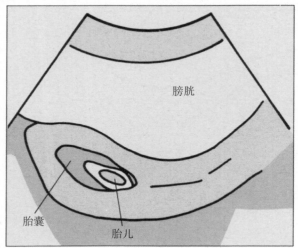

稽留流产病例。子宫比妊娠周数小，宫腔内胎囊变形，其下方见到弱回声的胎儿影像，但无胎心搏动

◎ 流产图像：枯萎卵

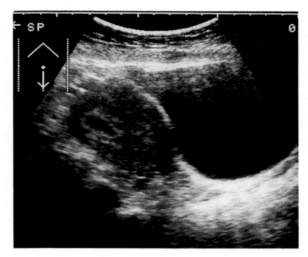

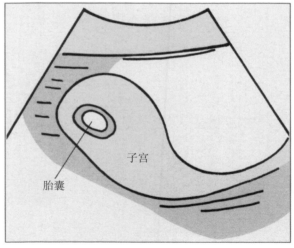

枯萎卵声像图。妊娠9周零3天的超声图像。子宫比妊娠周数小，并且子宫内见到弱回声胎囊图像

2. 葡萄胎

（1）葡萄胎是指肉眼观察绒毛膜组织囊泡状变性呈葡萄状。

（2）其发生率占全部孕妇的0.2%～0.4% ，亚洲人高发，高龄孕妇发生率也高。

（3）葡萄胎分为完全性和部分性两类。

① 完全性葡萄胎：肉眼观察可见全部绒毛组织囊性变，既无胎儿也无脐带。

完全性葡萄胎超声图像表现为：子宫比妊娠周数大；胎囊、胎儿显示不清；宫腔内大小不等的囊泡状（落雪样）回声。

② 部分性葡萄胎：一部分绒毛组织囊泡状变性，但有时还可显示出胎儿和脐带。

部分性葡萄胎超声图像表现为：胎囊发生变形；与正常胎盘共存有不正常的囊泡状回声。

◎ 完全性葡萄胎

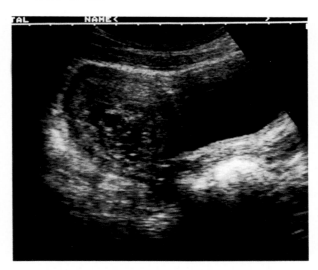

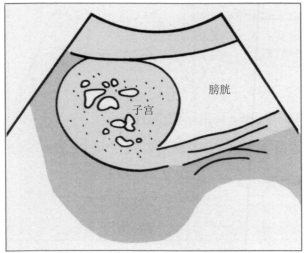

妊娠9周零1天的超声图像。宫腔内充满小囊泡状回声

◎ 部分性葡萄胎

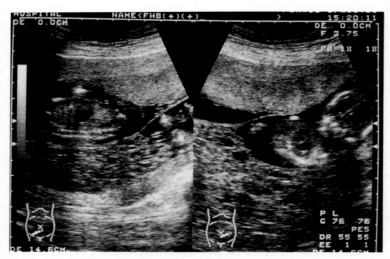

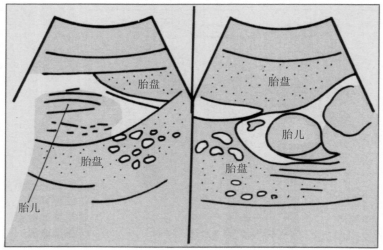

妊娠13周双胎的超声图像。 胎盘附着于子宫前壁的图像正常，另一胎盘附着于子宫后壁，其中的一部分可见到小囊泡状回声

3. 异位妊娠

◆ **超声图像**

（1）宫腔内无胎囊图像。

（2）子宫内膜增厚。

（3）宫外可见到胎囊。

（4）盆腔内有血性积液。

◆ **异位妊娠**

（1）受精卵在宫腔以外的地方着床。

（2）根据着床部位分为：输卵管妊娠、卵巢妊娠、腹膜妊娠、宫颈管妊娠等。

（3）异位妊娠中约有95%为输卵管妊娠，其中73%位于输卵管壶腹部，23%位于峡部，再次为输卵管伞端和间质部。

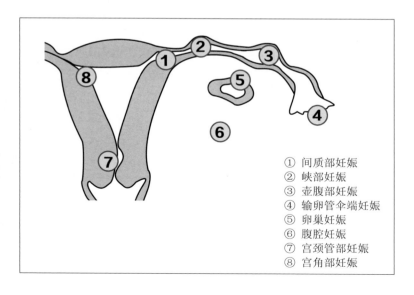

① 间质部妊娠
② 峡部妊娠
③ 壶腹部妊娠
④ 输卵管伞端妊娠
⑤ 卵巢妊娠
⑥ 腹腔妊娠
⑦ 宫颈管部妊娠
⑧ 宫角部妊娠

◆ **注意事项**

（1）异位妊娠中有20%～24%在宫腔内出现假胎囊。

（2）不要将黄体囊肿、盆腔内肿瘤误诊为异位妊娠。

（3）与经腹超声检查异位妊娠相比，经阴道超声具有更大的优越性，约50%的病例可显示出胎囊。

◆ **鉴别诊断**

（1）宫内妊娠流产：宫腔内刮宫的内容物若能确认为绒毛组织，可排除异位妊娠。

（2）卵巢出血：为应急性腹腔出血，没有早孕征兆，尿hCG值很低。

（3）子宫直肠陷窝脓肿：炎性症状明显，无早孕征兆和贫血症状。子宫直肠陷窝穿刺可抽出脓性液体。

◎ 异位妊娠

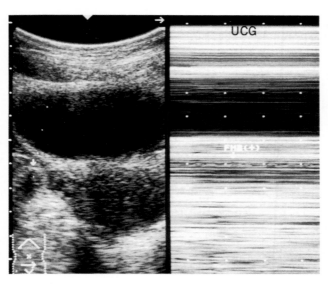

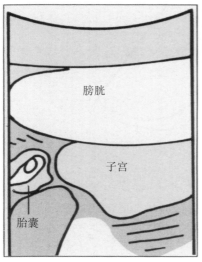

子宫右侧见到胎囊图像。超声心动图记录到胎囊胎心的搏动，则可诊断为异位妊娠

◎ 异位妊娠

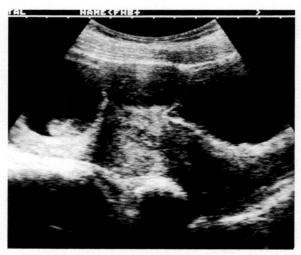

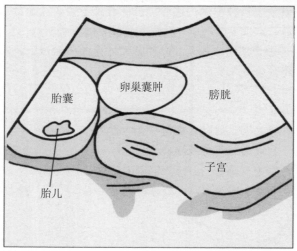

妊娠10 周零2天的异位妊娠图像。于宫底上方显示胎囊，胎囊内可清楚地见到胎儿回声

4. 子宫肿瘤合并妊娠

◆ **子宫肌瘤超声图像**

（1）确认肌瘤的位置、大小、数目。

（2）随访观察胎儿发育状况。

（3）判定能否经阴道分娩。

（4）妊娠合并子宫肌瘤的发病率为0.5%~2%。

◆ **子宫肌瘤**

（1）子宫肌瘤合并妊娠是否对分娩造成影响要看肿瘤的大小、数目与位置。

（2）浆膜下肌瘤、肌壁间的肌瘤如果较小，对妊娠的影响不大，而黏膜下肌瘤则容易导致流产。

（3）嵌入到子宫直肠陷窝的肌瘤会对胎头通过产道造成影响，对分娩有妨碍。

（4）在妊娠初期容易将子宫肌瘤误诊为双角子宫。有时也会误认为是子宫肌层局部收缩。

（5）在妊娠中晚期容易将肌瘤漏诊。

（6）质地较软的肌瘤，在妊娠过程中也有显示不出的情况。

◎ 子宫肌瘤合并妊娠

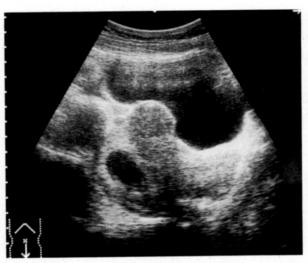

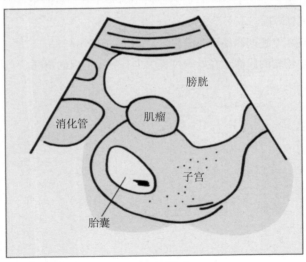

妊娠8周零1天的超声图像。清楚地显示出子宫前壁肌瘤

◎ 子宫肌瘤合并妊娠

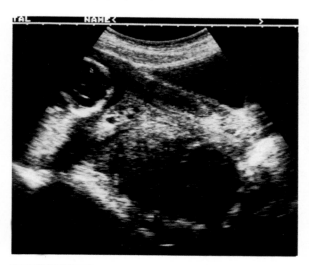

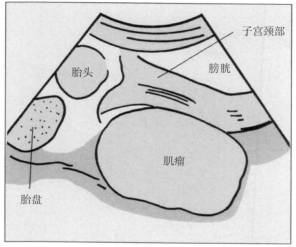

妊娠20周零1天的超声图像。显示宫颈后方子宫直肠陷窝处的子宫肌瘤

◎　子宫收缩

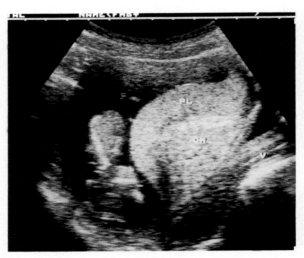

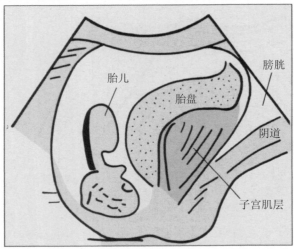

妊娠12周零5天的超声图像。胎盘后方与胎盘回声相似的回声为子宫肌层的局限性收缩

◎ 子宫收缩

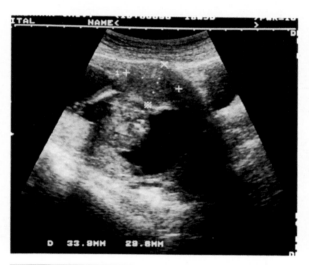

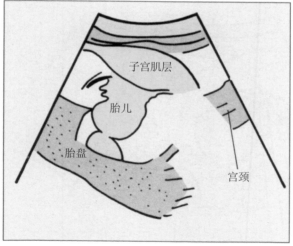

妊娠18周零5天的超声变化图像。 子宫前壁低回声区域似为肌瘤回声，约25 min后再行超声检查，该区域内低回声区消失

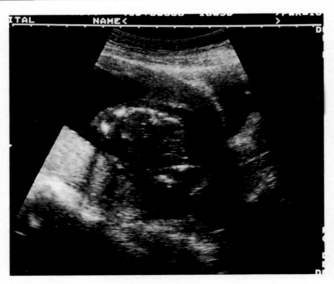

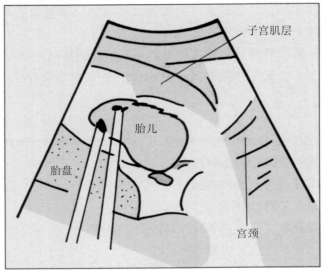

与前页为同一病例，约25 min后的超声图像

5. 卵巢肿瘤合并妊娠

◆ **卵巢肿瘤** (ovarian masses) **超声图像**

（1）直径超过4 cm的囊肿为卵巢囊肿。

（2）确认囊肿的位置与大小。

（3）内部有无回声。

（4）与妊娠合并率为0.03%～1.5%。

◆ **卵巢肿瘤**

（1）妊娠早期发生率最高的卵巢肿瘤为黄体囊肿。若妊娠15周后囊肿逐渐缩小，黄体囊肿的可能性很大，与妊娠期相关的其他卵巢肿瘤较少。诊断时应按卵巢肿瘤的诊断标准判断。

（2）与妊娠合并的卵巢肿瘤，3%～5%为恶性，特别是实性肿瘤应更加注意。

（3）不要将卵巢肿瘤误认为是子宫局部收缩、双角子宫、肠管内的粪块或是少量的腹水。

（4）对确认的囊性肿物要注意随访观察，以与黄体囊肿相鉴别。

◎ 卵巢肿瘤合并妊娠

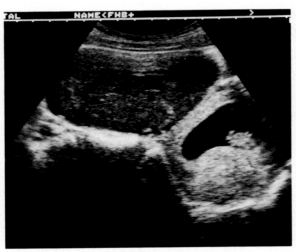

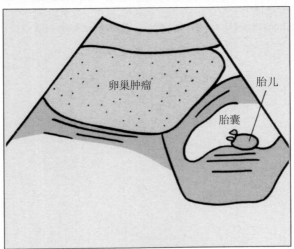

妊娠9周零3天的超声图像。与子宫相邻、内部充满细点状回声的囊肿为巧克力囊肿

◎ 卵巢肿瘤合并妊娠

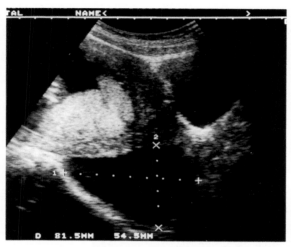

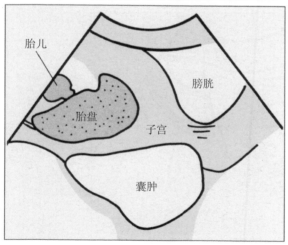

妊娠13周零3天的超声图像。宫颈后方子宫直肠陷窝内的卵巢囊肿，同时还可观察到胎盘位置异常。本例肿瘤性质尚不清楚

◎ 黄体囊肿图像

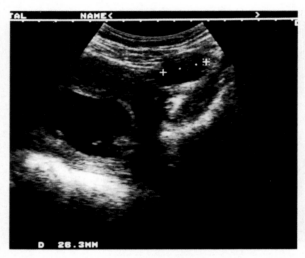

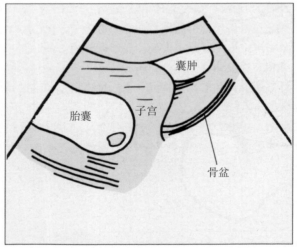

妊娠11周的超声图像。子宫的左侧显示出黄体囊肿，该囊肿可随妊娠过程消失

6. 宫内发育迟缓

◆ 宫内发育迟缓（intrauterine growth retardation，IUGR）

（1）造成宫内发育迟缓的因素在胎芽时期就存在，也就是说母体的疾病导致胎盘循环障碍或胎儿循环障碍时，宫内环境变得越来越恶劣，造成胎儿发育的某些因素受到影响，导致发育受限。

（2）宫内发育迟缓分两类：由于胎儿的原因致发育迟缓为Ⅰ型发育迟缓；由于妊娠中毒症而导致的发育迟缓为Ⅱ型发育迟缓。

（3）在诊断上，比各妊娠周数胎儿出生体质量低1.5 SD（SD为统计学中的标准差）可诊断胎儿发育迟缓。另外，头围/腹围比小于1时也可诊断为胎儿Ⅱ型发育迟缓。

◆ SFD、LFD

（1）小于胎龄儿(small for date meonate，SFD)

妊娠周数比正常小，和胎儿I型发育迟缓是同义词。妊娠中毒症在高龄初产妇较常见。

（2）大于胎龄儿(large for date meonate，LFD)

比妊娠周数大1.5 SD以上的胎儿，往往合并有糖尿病。

不论SFD还是LFD，都是指胎儿大小与妊娠周数不相符合。但这时经1次检查不能确定，必须经2次以上的检查才能判定。

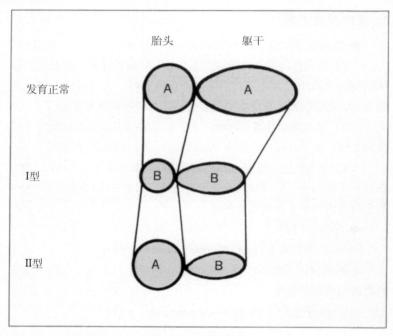

胎儿发育迟缓类型（A：正常值，B：异常低值）

7. 胎儿死亡

◆ 超声图像

（1）看不到胎心搏动。

（2）胎头呈双重轮廓图像（双环征）。

（3）颅骨出现重叠。

（4）胎头扁平。

（5）胎儿表现有水肿。

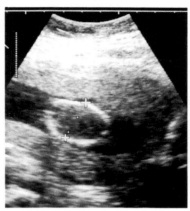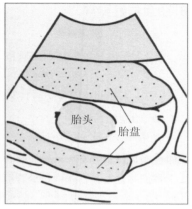

妊娠17周零4天的超声图像。胎儿颅内结构不清，胎头扁平状，双顶径显示为妊娠13周大小，未显示胎心搏动

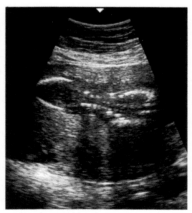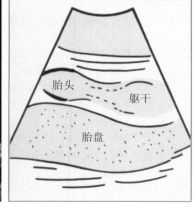

妊娠16周零5天的超声图像。胎头扁平，躯干回声减低，胎儿整体比正常者小，没有胎心搏动且羊水过少

8. 胎盘位置异常

◆ 超声图像

（1）正确显示出宫颈内口。

（2）宫颈管上端为宫颈内口。

（3）不能明确区分边缘性和部分性前置胎盘。

◆ 胎盘位置异常

受精卵在正常子宫下段着床，宫颈内口部分或全部被胎盘覆盖的现象称胎盘位置异常。其发生率在日本占全部分娩的0.6%～1.0%，临床上根据胎盘覆盖宫颈内口的程度分以下几种类型。

（1）完全性前置胎盘：胎盘覆盖整个宫颈内口。

（2）部分性前置胎盘：胎盘覆盖宫颈内口的一部分。

（3）边缘性前置胎盘：胎盘下缘达宫颈内口。

（4）宫颈管胎盘：受精卵在宫颈内口附近着床，胎盘的一部分涉及宫颈部黏膜。

（5）低置胎盘：胎盘附着在子宫下段，胎盘下缘未达宫颈内口附近。

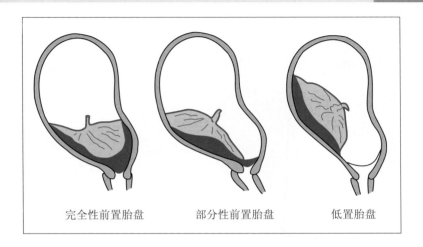

| 完全性前置胎盘 | 部分性前置胎盘 | 低置胎盘 |

◆ **鉴别要点**

（1）宫颈附近子宫局部收缩。

（2）肥厚脱落膜。

（3）膀胱充盈过度。

（4）妊娠30周以前，诊断完全性前置胎盘之外的几种类型的胎盘位置异常应特别谨慎。

◎ 完全性前置胎盘

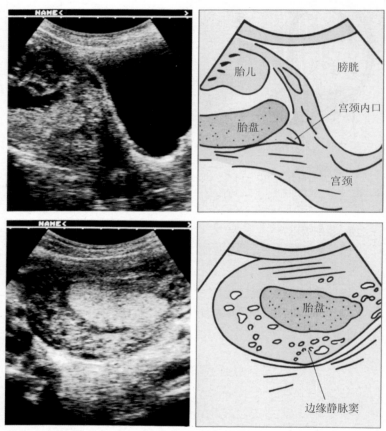

妊娠20周超声图像。 胎盘位于宫口处，经随访观察胎盘位置没有变化，可以确认为完全性前置胎盘

◎ 边缘性前置胎盘

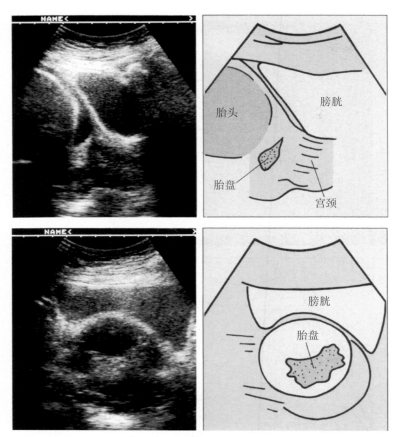

妊娠28周零2天的超声图像。宫颈部附近可见胎盘的一部分，本例胎盘附着在子宫后壁，胎头部有时显示困难。本例可以诊断为边缘性前置胎盘

◎ 低置胎盘

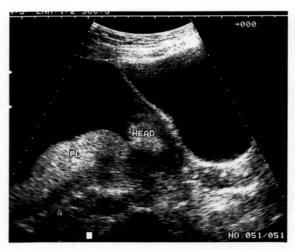

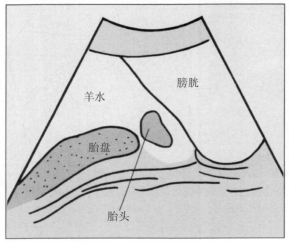

妊娠21 周零3天的超声图像。胎盘附着于后壁近子宫内口处，但未达内口。经随访观察，随着子宫的增大，胎盘也移向上方

9. 胎盘早剥

定义：正常位置的胎盘，在妊娠或分娩过程中在胎儿娩出前从子宫壁剥离。多伴发妊娠中毒症。

◆ **超声图像**

（1）胎盘后出现血肿。

（2）新鲜的剥离为无回声区。

（3）其他部位可出现相关压痛。

（4）随着时间的变化，声像图也出现多种变化，有时与正常胎盘很难鉴别。

（5）胎盘实质部出血使胎盘明显增厚。

10. 羊水量的异常

◆ **羊水的测量方法**

（1）测量最大羊水深度：显示羊水最大范围，从子宫内壁做一垂线到羊水最深处进行测量。深度<2 cm为羊水过少；深度>8 cm为羊水过多。

（2）圆形测量法：显示羊水最大范围，在此范围内做一最大直径的圆，该圆的直径即为羊水测值。直径<1 cm为羊水过少；直径>5 cm为羊水过多。

（3）羊水指数（amniotic fluid index，AFI）法：以母体脐部为中心分成四个区域，探头与检查床垂直在腹壁做纵行扫查，各部位的羊水测量从子宫内壁到胎儿表面，四区域数值相加后的值即为测值。测值<5 cm为羊水过少；>20 cm为羊水过多。

◆ **羊水异常**

（1）羊膜腔内的液体称为羊水，妊娠早期无色透明，到晚期由于胎脂、脱落的上皮组织等使羊水变得浑浊。

（2）羊水量随孕周的增加而不同，晚期约为500 ml，羊水量超过800 ml为羊水过多。

（3）羊水过多占1%～3%，胎儿畸形时占8%～18%，羊水过少占2%～7%。

（4）羊水过多：妊娠时期羊水量超过800ml 称羊水过多。导致羊水过多的原因有消化道闭锁、腹壁裂、脐疝、中枢神经系统异常（脑膜瘤、无脑儿等）、胎儿水肿、染色体异常性疾病等。

（5）羊水过少（Oligohyramnios）：妊娠期间羊水量低于100 ml 为羊水过少。原因有泌尿系统畸形、胎盘功能不全、破水等。由于脐带受压可导致胎儿假死、肺发育不良，存在一定的危险性。

◆ **注意事项**

（1）通常情况下，测量羊水时可以包含脐带，若羊水量少，则不包含脐带。

（2）应注意，有时羊水量并不少，只是分布在不同的位置（如宫底部、输卵管根部）。

（3）羊水过少时，泌尿系统异常的发生率很高，这时要注意观察肾与膀胱。

（4）羊水过多时要注意有无消化道闭锁、中枢神经系统异常等。

（5）用羊水指数（AFI ）法测量妊娠不足20 周胎儿时，应在中线左右两个部位测量。

◎ 羊水过多症

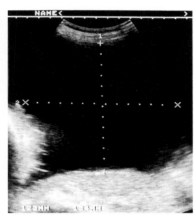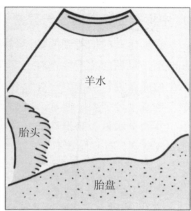

◎ 羊水过少症

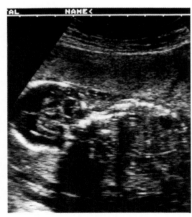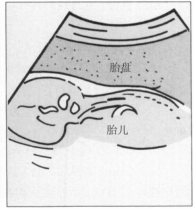

羊水过多时，羊水范围明显增大。相反，羊水过少时几乎显示不出羊水

五、先天异常

1. 中枢神经系统的先天异常

在新生儿时期看到的各种各样的畸形、肿瘤，大部分发生于胎儿时期，早期的超声检查对于发现胎儿异常、选择分娩方式、判定出生后能否进行手术治疗等很有价值。因此，妊娠中期以后系统的超声检查十分必要。通常，对胎儿的头部、颈部、腹部、四肢、外生殖器、羊水量、脐带等进行观察可以发现异常，但是，观察期间也要注意到，有些异常不会显示。

（1）无脑儿：妊娠14～15周开始可以确诊，该病可根据显示不出胎头做出诊断。

（2）脑积水：超声检查显示侧脑室增宽，容易做出诊断。妊娠24周以后大脑半球与侧脑室之比大于45%可以诊断为脑积水。

（3）小头畸形：超声诊断小头畸形不太容易，根据双顶径（均值－3SD）怀疑有小头畸形时，应及时核实确切的妊娠周数以供分析参考。

（4）Dandy-Walker 综合征：表现为小脑蚓部缺失，伴有第四脑室至小脑延髓池增宽，先天性脑积水的12%为本病，超声根据小脑部分缺失及第四脑室扩大可做出诊断。

（5）脉络丛囊肿：侧脑室的脉络丛内小的囊肿（直径超过2mm）一般在28周以后消失。近年来有报道在染色体异常（18-三体、21-三体等）中会出现脉络丛囊肿。

（6）Galen 静脉（大脑大静脉）动脉瘤：由于大脑内部正中动静脉畸形，导致Galen 静脉呈瘤样扩张。于大脑近正中部位超声显示一无回声囊状结构，彩色多普勒超声显示囊状结构周围有丰富的血流信号。

◎ 无脑儿

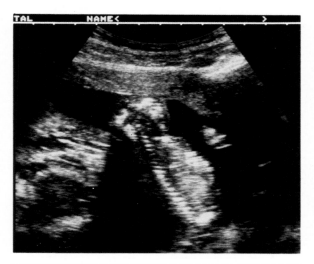

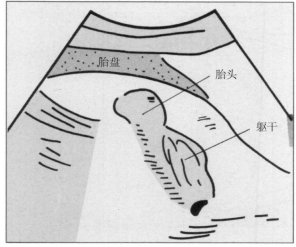

妊娠18周零6天的超声图像。胎儿的头部不完整，但胎头的轮廓尚能辨认

◎ 脑积水

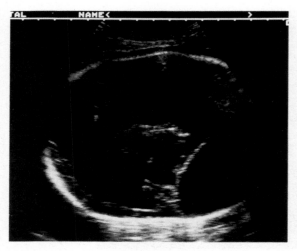

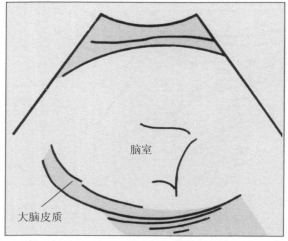

大脑皮质

脑室

妊娠32周零1天的超声图像。比正常妊娠周数的胎头大，
胎头双顶径为113 mm，胎头内部无回声，仅在颅骨内侧
周边可见弱回声的大脑皮质

◎ 小头症

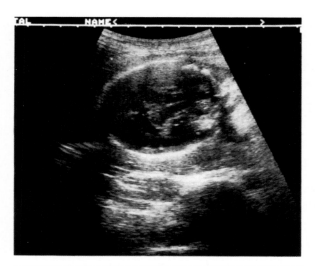

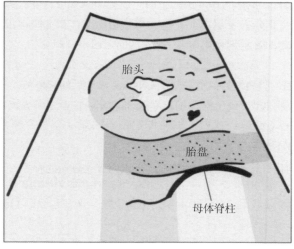

妊娠31周零5天的超声图像。胎头双顶径为59 mm，经随访及确认妊娠周数，诊断为小头症

2. 躯干的先天异常

◆ 脐突出与脐疝

（1）为躯干部分缺损畸形中发病率最高的疾病。

（2）超声检查可见与腹部相连续的囊性回声，其中可见肠管等内容物，头围测量值小于腹围时要考虑到本病。

◆ 腹壁裂

（1）脐带在腹壁的起始位置正常。

（2）缺损的部分通常位于脐右侧。

（3）从缺损处脱出的肠管等在羊水中漂浮。

（4）导致消化管梗阻的原因之一，多数合并羊水过多。

◆ 十二指肠及小肠异常

（1）妊娠12周以后可观察到胃，超声检查时发现腹部异常囊性回声时，要考虑可能因胃肠或泌尿系统的闭锁所致。

（2）在消化管，依据闭锁部位的不同，声像图表现也各异。胃幽门部闭锁导致胃扩张，呈单泡征；十二指肠闭锁时，在上腹部可见两个无回声区；回肠、空肠闭锁时，肠管区的无回声呈蜂窝状。

◆ 膈疝

超过90％左右的膈疝发生在左侧，为Bochdalek型（后外侧型）。

（1）在胎儿胸部切面中可看到疝入的腹部脏器。

（2）心脏向右移位。

（3）腹围减小，羊水过多。

（4）伴有消化管梗阻与羊水过多时，要想到有无膈疝的存在。

◆ 胎便性腹膜炎

肠闭塞、肠梗阻等，会从消化管闭锁部位发生消化管穿孔，胎便进入腹腔，引起腹膜炎。

（1）胎儿腹腔内出现高回声，似肿瘤样图像。

（2）肿瘤样回声后方伴声影。

（3）胎儿出现腹水、羊水过多。

◎ 脐疝

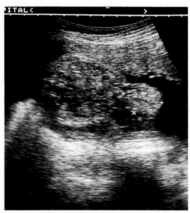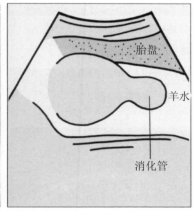

妊娠33周零3天的超声图像。可以显示从胎儿上腹部突出的消化管

◎ 腹壁裂

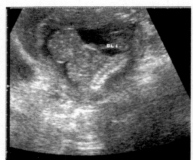 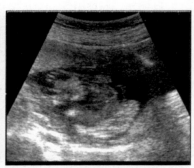

妊娠17周零5天的胎儿。肝脏脱出。肝脏脱出时胎儿病死率高达55%

同一病例胎儿腹部横切面图像。可以看到大部分腹部脏器脱出到腹腔外

◎ 十二指肠闭锁

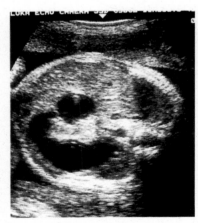 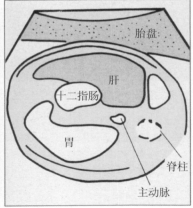

妊娠30周零6天的超声图像。胎儿腹部横切面显示扩张的胃与十二指肠

◎ 膈疝

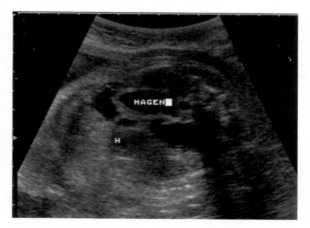

胎儿胸部横切面图像。在胸腔内显示出胃泡

◎ 胎便性腹膜炎

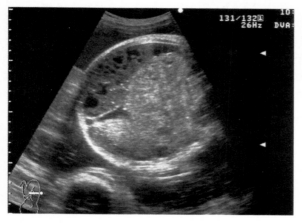

胎儿腹部横切图像。可以看到回声较强的消化管，本例为
腹水过多

3. 泌尿系统的先天异常

（1）胎儿的肾在妊娠18周左右就可确认。对泌尿系统的先天异常，应考虑到肾发育异常与输尿管部位闭塞性病变。

（2）肾发育异常包括肾不发育和发育不全。前者，肾和膀胱均不能显示。后者，多数情况下肾显示为多囊性结构。这两种情况都表现为羊水过少。

◎ 肾囊肿

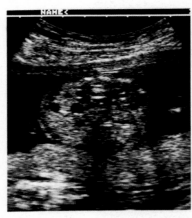 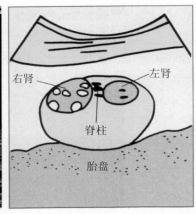

右肾　左肾　脊柱　胎盘

妊娠19周零5天的超声图像。在右肾内可以看到多个囊泡

◎ 肾盂积水

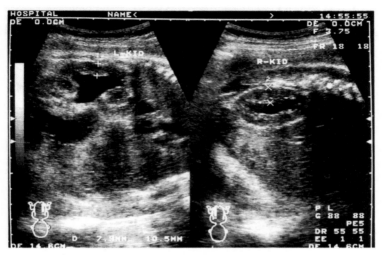

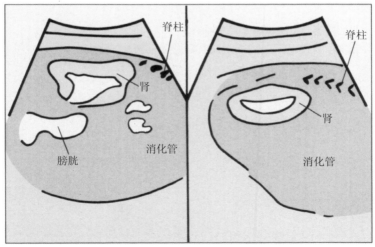

妊娠34周零4天的超声图像。左右肾均出现了肾盂积水，此时有必要观察羊水量及膀胱形态

4. 胎儿水肿

导致胎儿水肿的原因有母婴血型不合的免疫性胎儿水肿和非免疫性胎儿水肿两种。超声图像上可看到胎儿皮下水肿、腹水、胸腔积液、心包积液。

（1）皮下水肿：超声图像上若显示皮下组织厚度超过5 mm，可以诊断皮下水肿。通常在颈部、胸部容易观察到。

（2）腹水：可以清楚地观察到腹水量超过60 ml。

（3）胸腔积液：能观察到胸腔内超过3 ml的积液。

◎　胎儿皮下水肿

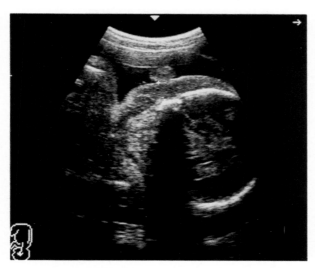

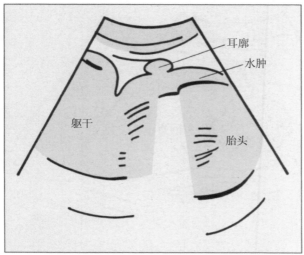

妊娠30周时的超声图像。胎头部皮下组织水肿清晰可见

◎ 胎儿腹水

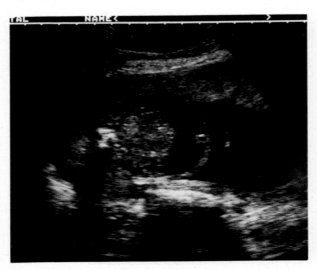

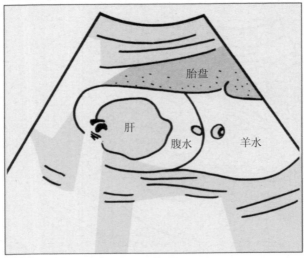

胎儿腹部无回声区域可确认为腹水

◎ 胎儿胸腔积液

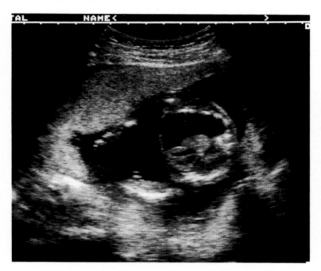

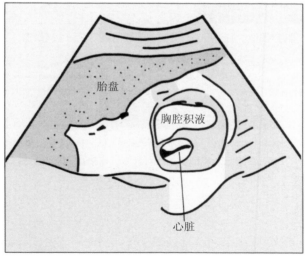

胎儿胸部无回声区可确认为胸腔积液

5. 胎儿肿瘤

胎儿先天性肿瘤可以有骶尾部、颈部畸胎瘤，卵巢囊肿等。

◎ 畸胎瘤

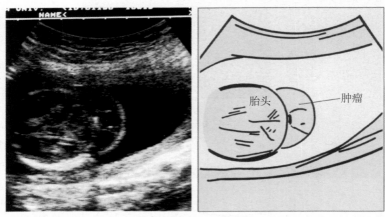

妊娠18周零1天的超声图像。胎头后方有分隔的囊性回声，本例为畸胎瘤

◎ 畸胎瘤

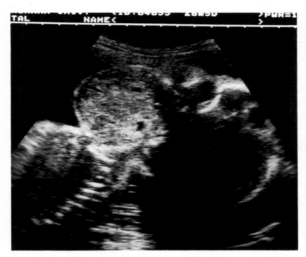

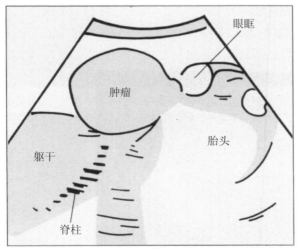

眼眶

肿瘤

胎头

躯干

脊柱

妊娠26周零5天的超声图像。胎儿颈部可见一内部回声均匀、边界整齐的肿瘤图像，本例为畸胎瘤

◎ 骶尾部畸胎瘤

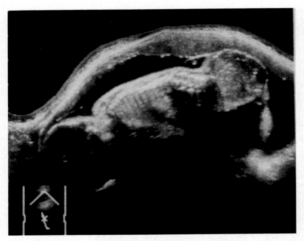

胎儿骶尾部肿瘤，内部几乎均为实性回声，仅一部分为囊性，出生后检查为畸胎瘤

◎ 颈部淋巴水肿

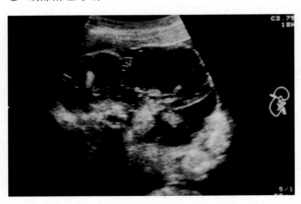

于胎儿颈部后方可看到多分隔的囊性回声

◎ 卵巢囊肿

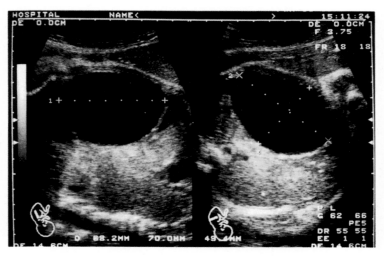

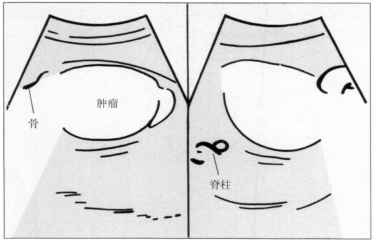

妊娠35周时的超声图像。于胎儿下腹部可见一较大的囊性肿物，由于胎儿为女性，疑为卵巢囊肿。本例后经证实为卵巢囊肿

◎ 肺肿瘤

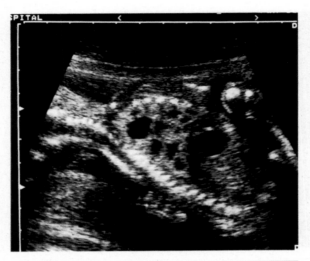

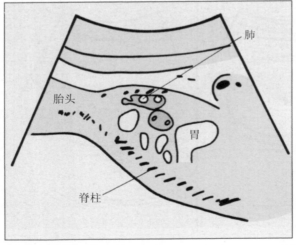

妊娠20 周零5天的超声图像。于胎儿肺脏内可见到多个小囊状回声。多囊性囊泡提示预后不良

6. 其他异常

（1）致死性四肢短小症：该病为先天性疾病，表现为与躯干不协调的四肢短小，多数情况下伴有羊水过多。

（2）单脐动脉：单脐动脉常伴发的畸形有心脏畸形、唇腭裂、腹壁裂、食管闭锁、脑积水等。该病中的这些畸形较正常高出7倍多。此外胎儿宫内发育迟缓、早产的概率也会增加。

◎ 单脐动脉

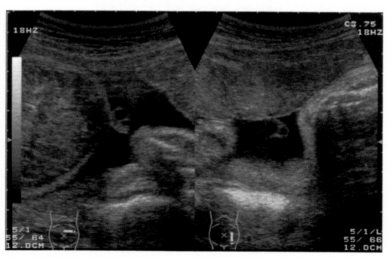

妊娠18周零1天的超声图像。胎头后方有分隔的囊性肿瘤，本例为单脐动脉合并畸胎瘤

◎ 四肢成骨发育不全

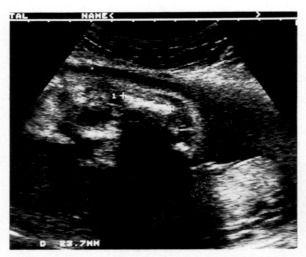

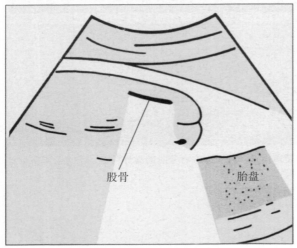

股骨　　　　　胎盘

妊娠32周零4天的超声图像。胎儿股骨长24 mm，相当于妊娠17周的长度，本例为四肢短小症

◎ 阴囊水肿

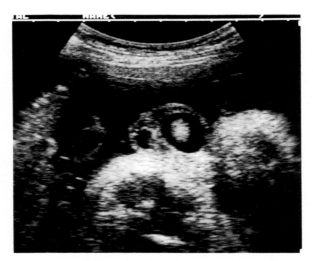

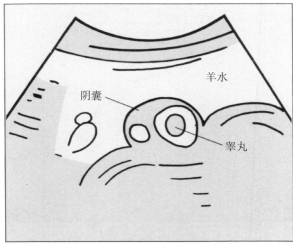

妊娠35周零1天的超声图像。阴囊内睾丸呈悬浮状。本例
为阴囊水肿

六、循环状态

1. 胎儿血流状态

◆ 胎儿血流动力学

（1）根据胎儿的血液循环状态，可以了解胎儿的发育及胎盘功能情况。

（2）观察血流的方法有两种：彩色血流显像和多普勒超声频谱。

（3）彩色血流显像可以显示胎儿心脏畸形、血管走行异常、脐带的缠绕等。

（4）多普勒法可评价宫内发育不全、低氧血症、心功能不全。

◆ 指数

搏动指数（pulsatility index，PI）：（S−D）/mean

阻力指数（resistance index，RI）：（S−D）/Smax

S：收缩期最大值；D：舒张末期值；

mean：平均值

2. 脑动脉血流

（1）胎儿脑动脉血流的测量是Willis环存在的依据，所以要在Willis动脉环血管搏动处进行测量。

（2）虽然通常测量大脑中动脉，但是，与其相邻的大脑前动脉、大脑后动脉、颈内动脉等血流分不清楚的情况也时有发生。

（3）脉冲多普勒波形显示动脉的搏动性。

（4）胎儿发生低氧血症时脑动脉PI值减小，而腹主动脉、脐动脉的PI值增加。

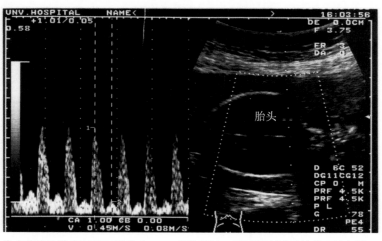

将多普勒取样容积置于胎头内Willis动脉环处，即可得到搏动性的血流频谱

3. 主动脉血流

（1）主动脉的血流状态用于评价胎盘的功能。

（2）脉冲多普勒波形显示动脉的搏动性。

（3）在宫内胎儿发育不全或胎儿假死时，PI 值会增加。

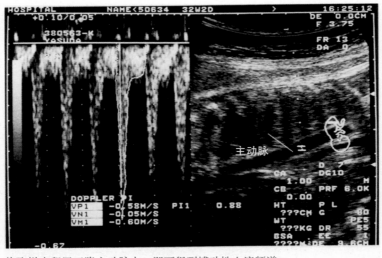

将取样容积置于降主动脉内，即可得到搏动性血流频谱

4. 脐动脉血流

（1）脐动脉血流用于评价胎儿胎盘功能。

（2）脉冲多普勒波形显示动脉的搏动性。

（3）在胎儿宫内发育不全或胎儿假死时，血管阻力增加，舒张末期血流减小或消失，PI增加。

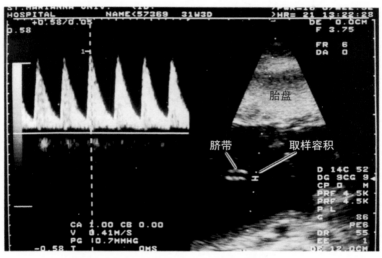

将取样容积置于脐动脉处可得到搏动性的血流频谱

5. M超声法

用于检查胎儿心律失常，评价心功能。

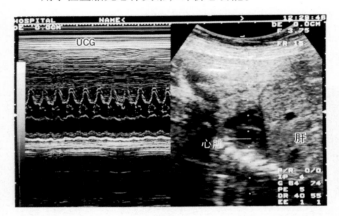

◎ 心律失常

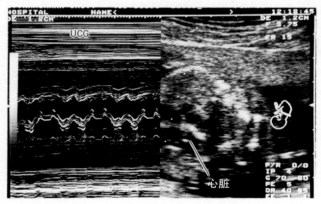

M 型超声取样线通过心脏部位就可得到胎儿的M型超声心动图
（UCG），可观察到心律失常。注意不要将心律失常误认为是
胎动

七、胎儿心脏

1. 正常胎儿心脏

（1）观察胎儿四腔心切面、左心室流出道切面、右心室流出道切面、右心房流入道切面、主动脉弓切面等，可诊断胎儿心脏畸形。

（2）若胃泡与心脏不在同一侧，要考虑内脏错位综合征。

◎ 四腔心切面图像

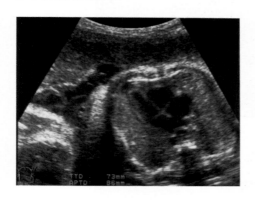

◎ 右心房流入道切面图像

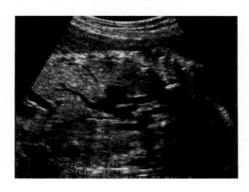

◎ 右心室流出道切面图像

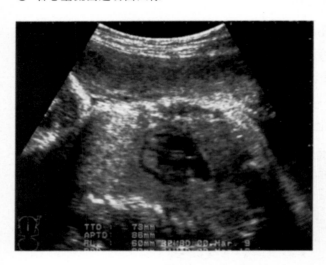

◎ 左心室流出道切面图像

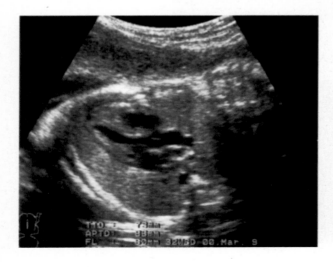

◎　主动脉弓切面图像

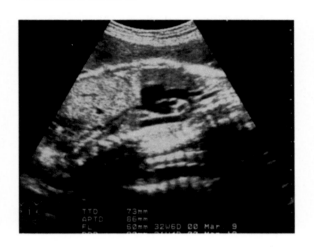

2.异常胎儿心脏

（1）埃布施泰因畸形（Ebstein's　Anomaly）：①三尖瓣向右心室下方移位；②三尖瓣关闭不全；③右心房扩大。

（2）单心室：①四腔心切面并非显示为一个心室，只是另一个心室非常小；②两个房室瓣或共同房室瓣连到心室；③多伴有主动脉或肺动脉瓣狭窄或瓣下狭窄；④右心室性单心室多伴有部分内脏心房位置错位，胃泡与心脏的位置关系还可确认。

（3）左心发育不良综合征：①左心室发育不良；②二尖瓣闭锁或狭窄；③房间隔从左心房凸向右心房；④三尖瓣反流；⑤主动脉瓣闭锁或狭窄。

（4）右心室双出口：①主动脉与肺动脉起自右心室；②法洛四联症合并室间隔缺损的主动脉转位鉴别非常困难。

◎ 右心室双出口

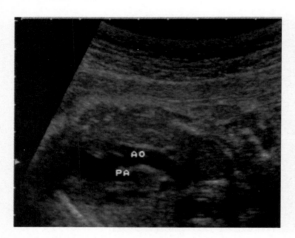

四腔心切面，左心室腔几乎不显示，只显示出心肌图像

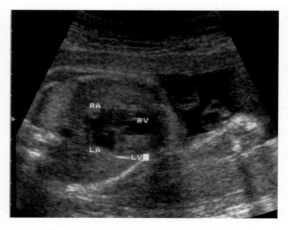

本例左心室发育不良伴右心室双出口。大动脉与肺动脉均起始于右心室

八、胎儿立体图像

胎儿立体图像是目前临床上已逐渐普及的检查方法。在羊水充足或羊水过多时可得到良好的图像。

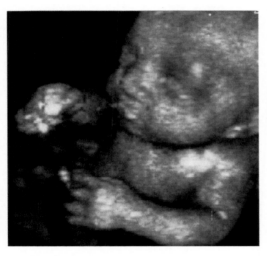

胎儿颜面部、胸部、上肢的立体图像

第3章

妇科超声

3

Chapter

一、子宫内膜

内膜变化

随着卵巢周期性变化，子宫内膜也发生相应的周期性变化，即在雌激素与孕激素作用下子宫内膜呈周期性变化。

（1）雌激素期：从月经终止后的第1周到排卵后2～3 d，在发育成熟卵泡分泌的雌激素作用下，子宫内膜出现增殖性变化。

（2）增殖期：在这个时期的超声图像，可以观察到宫腔内厚度大于5 mm的低回声内膜。

（3）排卵期：排卵后的超声图像上会显示子宫内膜的界限回声增厚，在子宫肌层可看到同等的高回声区，另外，在子宫直肠陷窝可观察到少量积液。

（4）黄体激素期：从排卵后2～3 d到月经开始前的2～3 d。主要在孕激素作用下，子宫内膜呈现分泌期改变。这个时期的超声图像显示内膜的高回声。

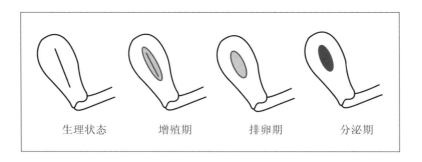

生理状态　　　　　增殖期　　　　　排卵期　　　　　分泌期

◎ 子宫内膜变化：增殖期

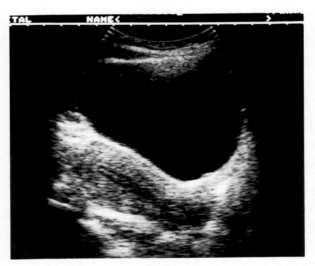

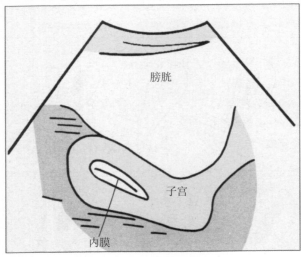

显示宫腔内椭圆形低回声，内部为线形回声

◎ 子宫内膜变化：排卵期

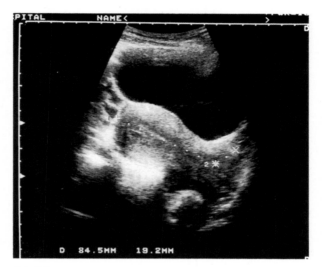

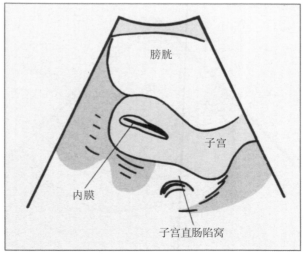

子宫内膜增厚，子宫后方的子宫直肠陷窝内可见液体潴留

◎ 子宫内膜变化：分泌期

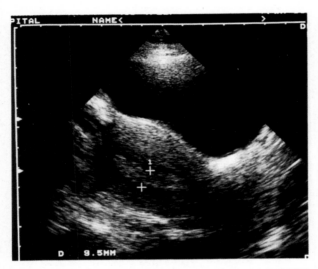

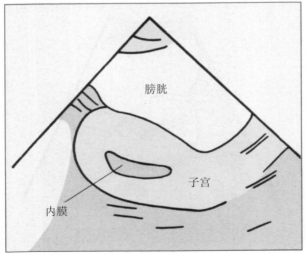

子宫内膜增厚，内膜均呈高回声

二、子宫

1. 女性生殖器畸形

女性生殖器的畸形一般是指子宫、阴道、附件的畸形。

子宫最常见的畸形为双角子宫，约占子宫畸形的50%，其次为双子宫。

◆ 双角子宫

（1）双角子宫的超声图像在子宫横切面上显示出子宫体部有两个内膜回声，较容易诊断。

（2）应注意，不要将子宫周围的浆膜下肌瘤、妊娠合并肌瘤、宫外孕（间质部妊娠）误认为是双角子宫。

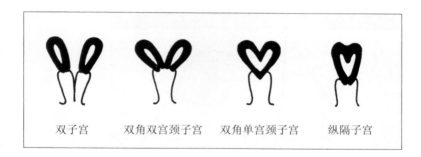

双子宫　　双角双宫颈子宫　　双角单宫颈子宫　　纵隔子宫

◎ 双角子宫

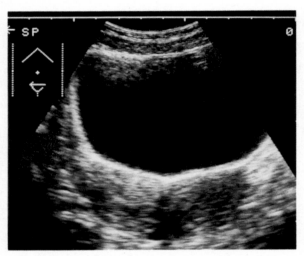

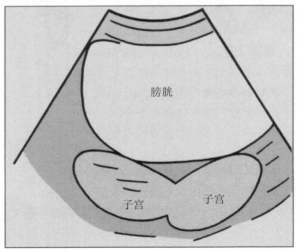

在子宫体部横切面上，可见到子宫体分为两部分，在两个
子宫内部均见到内膜回声，可确切诊断为双角子宫

2. 子宫肿瘤

◆ **子宫肌瘤** （myoma of the uterus）超声图像

（1）确定是否有肌瘤核，如果没有肌瘤核就不能诊断为肌瘤。

（2）内部回声呈涡轮状、斑纹状。

◆ **分类**

（1）肌层内肌瘤（intramural myoma）

① 肌瘤位于肌层内。

② 肌瘤核内部回声呈斑纹状。

③ 肌瘤核较大时，子宫内膜可移位。

④ 小的肌瘤有时显示为低回声。

（2）浆膜下肌瘤（subserous myoma）

① 肌瘤从子宫向外突出，显示出肌瘤核。

② 子宫本身仍保持原来形态。

③ 子宫内膜不移位。

④ 肌瘤蒂与子宫体部相连。

（3）黏膜下肌瘤（submucous myoma）

① 宫腔内显示肌瘤。

② 经腹壁扫查不能显示出1 cm以下的肌瘤。

◆ **注意事项**

（1）即使不能确认是否有肌瘤核，只要有子宫肿大就应考虑子宫腺肌病的可能。

（2）有蒂的肌瘤应与卵巢肿瘤相鉴别。

（3）位于子宫直肠陷窝处的肌瘤，内部回声衰减似液性回声，有时会误认为是卵巢囊肿。

（4）大的肌瘤可发生变性，有时会误认为是卵巢肿瘤。

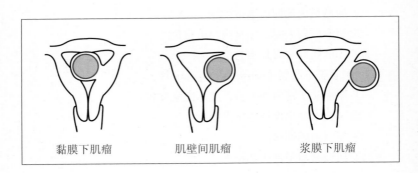

黏膜下肌瘤　　　　　　　　肌壁间肌瘤　　　　　　　　浆膜下肌瘤

◎ 子宫肌瘤：肌层内肌瘤

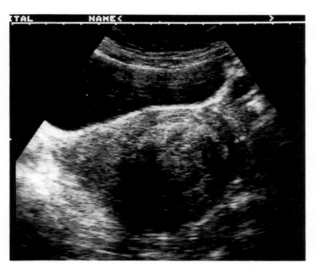

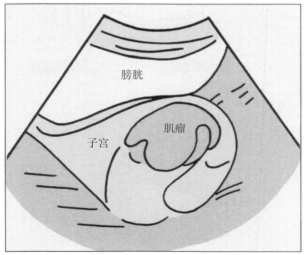

子宫切面显示子宫内的球形肿瘤，肿瘤后方出现回声衰减

◎ 子宫肌瘤：肌层内肌瘤

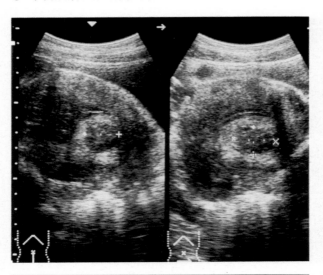

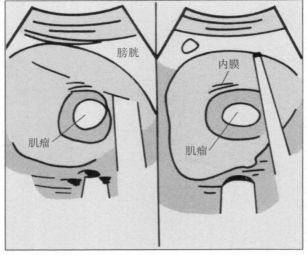

子宫内显示有肌瘤，内膜向前移位

◎ 子宫肌瘤：黏膜下肌瘤

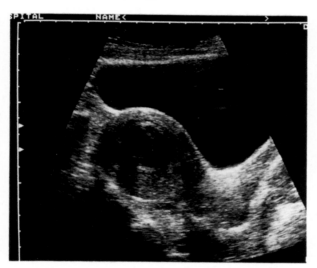

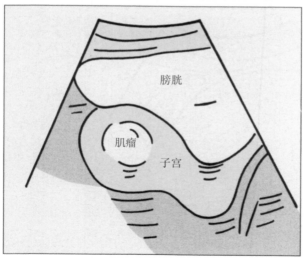

宫腔内显示出均匀一致的肿瘤回声，肿瘤内部回声减低

◎ 子宫肌瘤：浆膜下肌瘤

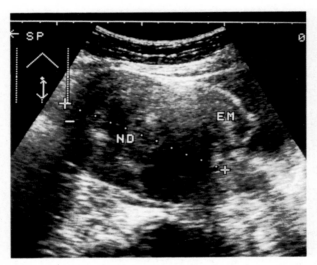

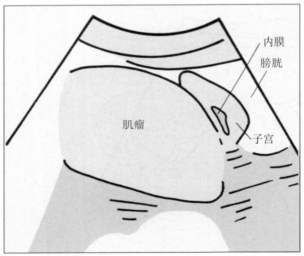

子宫后方显示为肿瘤。肿瘤内部回声不均匀，但边缘整齐

◎ 子宫肌瘤：浆膜下肌瘤

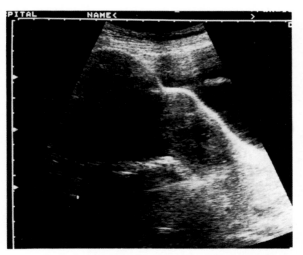

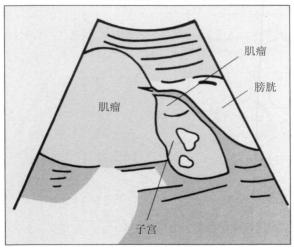

与子宫体部相连，边缘整齐、内部缺少回声的肿瘤。后方回声减低，另外，在宫内还可看到一个小的肌层内肌瘤

◎ 子宫肌瘤：浆膜下肌瘤

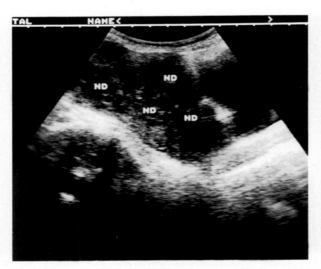

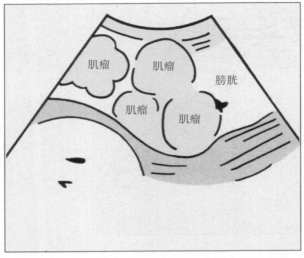

于子宫中部稍微偏向侧方的切面图像，可显示出多个肌瘤

3. 子宫腺肌病

◆ **超声图像**

（1）没有肌瘤核。

（2）子宫弥漫性肿大。

（3）子宫内膜较少发生移位。

（4）与肌瘤相比，后方回声增强。

◆ **子宫肌瘤与子宫腺肌病的超声图像比较见下表**

子宫肌瘤	子宫腺肌病
有明确的肌瘤核	弥漫性子宫增大
回声各异	子宫肌层回声一致
轮廓不整	轮廓清楚
内膜移位或消失	内膜位置正常

◎ 子宫腺肌病

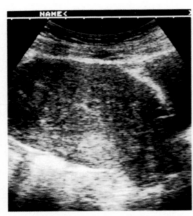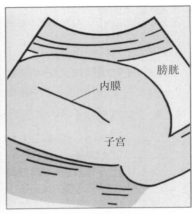

子宫弥漫性肿大，未显示肌瘤，另外肿大的子宫后方未出现回声衰减，子宫内膜居中

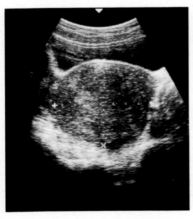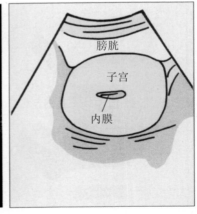

子宫弥漫性肿大，未显示有肌瘤

4. 子宫癌

（1）超声对宫颈癌的评价作用是判断癌的浸润范围。

（2）超声对子宫体癌的作用是观察内膜的变化。

（3）超声将子宫体癌分为4种类型。

Ⅰ型：宫体癌较小时，宫腔内不显示明确的肿瘤特征。

Ⅱ型：子宫中央可显示线样回声，这种情况下子宫内膜有小部分癌变，大部分内膜依然正常。

Ⅲ型：宫腔内出现潴留液，癌组织围绕在潴留液的周围。

Ⅳ型：癌组织呈实性肿瘤样，可显示为回声增强的肿块。

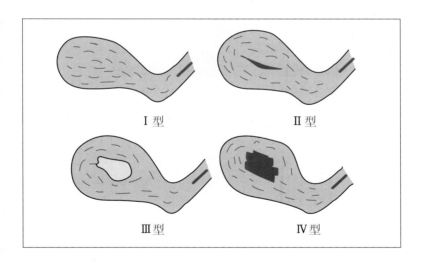

◎ 子宫癌：Ⅳ型

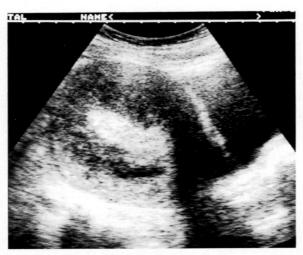

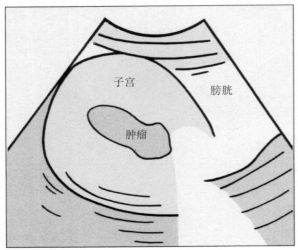

子宫弥漫性肿大，内部显示出高回声肿块，为Ⅳ型，病理
组织学诊断为肉瘤

5. 宫内异物

◆ 宫内节育器

（1）宫内节育器的形状不同，超声图像也各异，但基本图像是宫腔内出现强回声，强回声后方伴有声影。

（2）超声检查宫内异物前应确认有没有进行过内膜检查，因为内膜检查后也可出现类似宫内异物的声像图。

（3）超声可判断宫内有无节育环及其位置。

◎ 宫内节育器图像

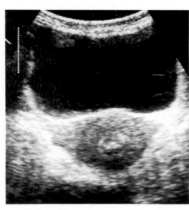 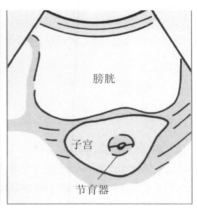

宫腔内显示环状强回声，为10年前置入的圆形节育器

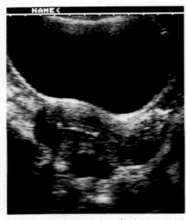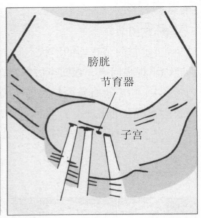

膀胱

节育器

子宫

宫腔内显示为强回声，伴声影，这种声影是宫内节育器所致

三、卵巢

1.卵泡

◆ 超声图像及注意事项

（1）卵泡为圆形或椭圆形囊泡状图像。

（2）由于存在个体差异，通常卵泡最大径为13~30 mm。

（3）在不孕症的治疗过程中，测量卵泡大小变化有重要的意义。测量方法有经腹壁、经阴道扫查两种，后者在操作方便性及图像清晰方面均优于前者。

（4）在妇产科的超声检查中，如果不熟悉患者的生理状态，有可能将正常卵泡误认为是卵巢囊肿。因此，在超声检查前应了解患者月经周期。若随访肿瘤的患者，也要根据月经周期观察肿瘤大小的变化。

◎ 卵泡图像

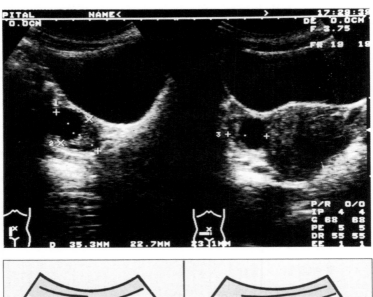

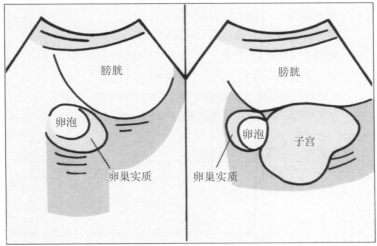

子宫右侧卵巢内可看到卵泡的图像。纵切面时卵巢的实质部分也清晰可见。
本例为月经周期第14天的卵泡图像

2.卵巢肿瘤

◆ **注意事项**

（1）观察妇科盆腔肿瘤时，最重要的是看盆腔或卵巢肿瘤是否与宫颈部相连。

（2）根据肿瘤大小可分为非增殖性卵巢囊肿和增殖性肿瘤（真性肿瘤）。

卵巢肿瘤分类表

1.非增殖性卵巢囊肿

由于是分泌潴留性囊泡，停止分泌，囊泡也就不再增大。

多囊卵巢。

卵泡囊肿。

黄体囊肿。

卵泡膜黄素化囊肿。

卵巢过度刺激综合征。

内膜症性囊肿。

卵巢旁囊肿。

2.增殖性肿瘤（真性肿瘤）

分为良性、中间型、恶性3类。根据囊肿的形态又可分为囊性、实性和囊实混合性。

日本妇产科学会卵巢肿瘤委员会

3. 多囊卵巢

◆ **超声图像及注意事项**

（1）卵巢表面出现多个环形小卵泡，外形呈项链状。

（2）每个卵泡的大小不超过10 mm。

（3）卵巢内部没有卵泡。

（4）由于正常的卵巢被膜消失，外形不清楚，多囊卵巢时可根据肥厚白膜外形确定为卵巢。

（5）观察多囊卵巢图像时，超声不能确定LH-RH试验（释放激素试验），要检查E_1、E_2、T_4。

（6）年轻的不孕症患者中有3% ~ 5%为多囊卵巢。

◆ **病因**

确切的病因还不清楚，至少应考虑3个基本原因。

（1）卵巢原发性异常。

（2）间脑的功能异常。

（3）生殖系统以外的异常。

◎ 多囊卵巢

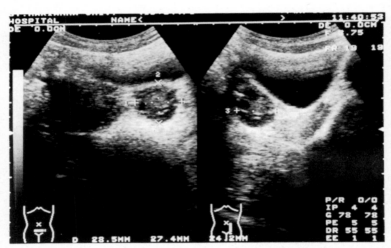

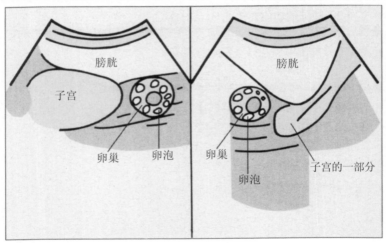

左卵巢表面可看到多个小卵泡

4. 卵巢过度刺激综合征

◆ **超声图像及注意事项**

（1）多个肿大的卵泡。

（2）卵泡之间可见三角形实质成分。

（3）本症多为绝经期使用促性腺激素疗法的不良反应。

（4）注意有无胸腔积液、腹水。

（5）应与卵巢肿瘤相鉴别。

◎ **卵巢过度刺激综合征**（ovarian hyperstimulation syndrome，OHSS）

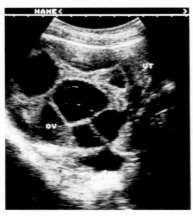 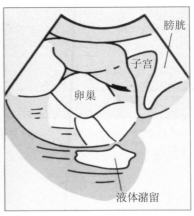

卵巢增大，内部可见多个卵泡，外形呈蜂窝状

5. 卵泡膜黄素化囊肿

（1）妊娠初期多合并绒毛膜疾病，单房性或多房性囊性肿瘤。

（2）一般合并妊娠，多在妊娠12周后可自然消失，最大不超过6 cm。

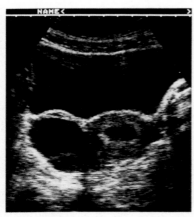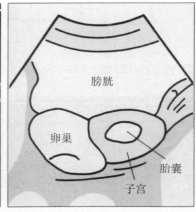

妊娠6周零2天的超声图像，右侧可见囊性肿瘤。本例在妊娠过程中渐渐缩小至消失

6. 内膜异位性囊肿（巧克力囊肿）

◆ **超声图像及注意事项**

（1）表现为多种回声。

（2）肿瘤一般与子宫关系密切。

（3）内部由于出现凝血过程，充满细小点状回声。

（4）应与卵巢癌相鉴别。

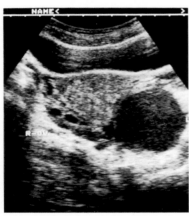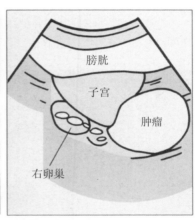

子宫左侧可看到肿瘤图像。内部充满均匀细小点状回声，边缘整齐，内部无回声，为左侧巧克力囊肿。子宫后方的两侧卵巢与子宫邻近处可疑为内膜异位症愈合部位

7. 浆液性囊腺瘤

◆ **超声图像及注意事项**

（1）内部为液性回声。

（2）多为单房性。

（3）肿瘤的壁一般较薄。

（4）确认肿瘤内部有无实性成分。

（5）肿瘤前壁下形成多重反射（与实性成分相鉴别）。

（6）与卵巢旁囊肿的鉴别。非规则球形囊肿时要考虑为卵巢旁囊肿。

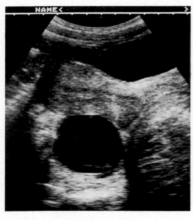

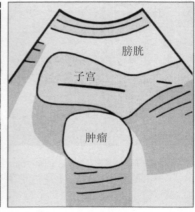

子宫后方可看到无回声肿瘤

◎ 浆液性囊腺瘤

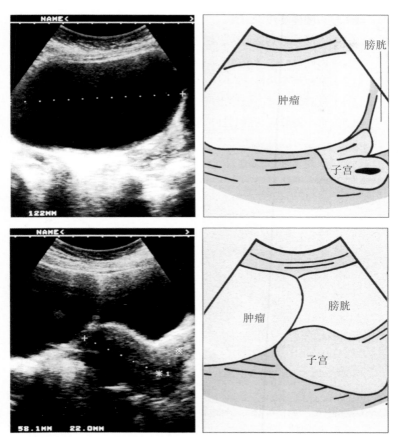

宫底部可看到一个大的肿瘤，肿瘤内部既无分隔又无实性成分

8. 黏液性囊腺瘤

◆ **超声图像及注意事项**

（1）内部可看到低回声，细点状回声。

（2）内部没有实性成分。

（3）多数为多房性。

（4）分隔很薄，一般形态规整。

（5）微小囊肿应与隆起性病变相鉴别。

（6）注意分隔有无肥厚。

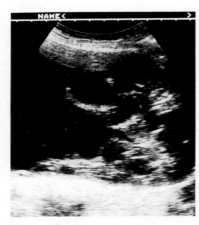 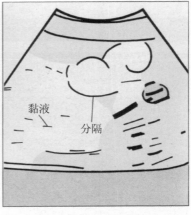

肿瘤内部的无回声区中可见细线样回声。 线样回声由黏液成分形成。另外分隔中一部分较厚，超声可疑为恶性黏液性囊腺瘤

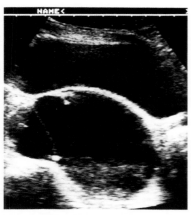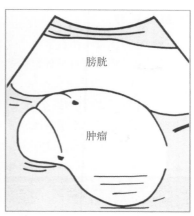

肿瘤大部分为无回声，可见薄的分隔，在肿瘤的下方还可见淡回声区。淡回声是出血伴细胞沉积形成的

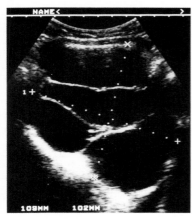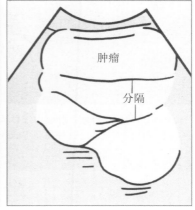

肿瘤的超声图像。肿瘤内部可见薄的分隔，未见到实性成分

9. 皮样囊肿

◆ **超声图像及注意事项**

（1）肿瘤内部可见界限清楚的实性回声，有时也可见到强回声的骨骼、牙齿。

（2）肿瘤边界清楚。

（3）皮脂成分与水溶性成分间有一水平的分界线。

（4）应与卵巢癌及肠管相鉴别。

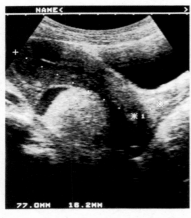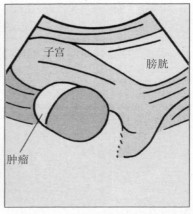

于子宫后方可见到肿瘤。肿瘤内部显示出高回声、均匀、边界清楚的实性回声，后方伴回声衰减。这种高亮度的强回声为毛发或脑组织团块

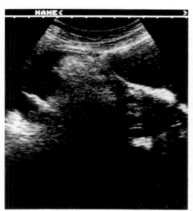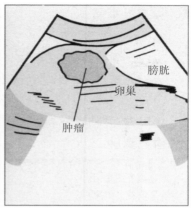

于卵巢上方可看到肿瘤图像。肿瘤内部为实性，后方伴回声衰减

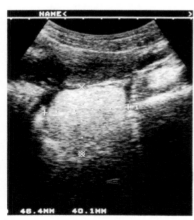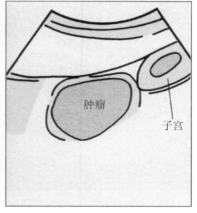

几乎充满实性成分的肿瘤图像。实性部分回声均一，后方回声衰减

10. 卵巢纤维瘤

◆ **超声图像及注意事项**

（1）为实性肿瘤。

（2）内部充满均匀密集的点状回声。

（3）子宫与肿瘤间有比较明确的界限。

（4）应与卵巢癌及有蒂的子宫肌瘤相鉴别。

11. 淋巴囊肿

（1）广泛的子宫全切除术后，盆腔后方沿骨盆壁形成的囊性结构。

（2）囊肿内部有时可看到实性部分及分隔。

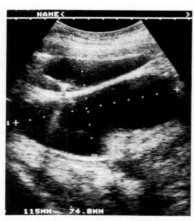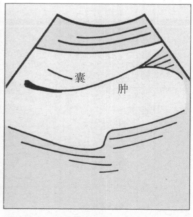

广泛的子宫切除术后，下腹部沿骨盆壁走行的囊性肿瘤图像

12. 卵巢癌

◆ 注意事项

显示卵巢肿瘤时，应想到以下问题。

（1）卵巢肿瘤80%为囊性，超声显示比较容易。

（2）恶性肿瘤一定存在实性成分。

（3）卵巢恶性肿瘤大部分为腺癌，腺癌大部分有囊泡，超声容易观察。

（4）应了解各型卵巢肿瘤具有的独特回声特征。

肿瘤类型	内部回声	回声特性	常见肿瘤
囊泡型	无	◯	浆液性囊肿 巧克力囊肿
	薄的分隔	◉	黏液性囊肿
	细微回声	◉	巧克力囊肿
混合型	强回声	◉	皮样囊肿
	隆起的实性部分	◉	恶性肿瘤
	不规则增厚的分隔	◉	恶性肿瘤
实性型	实性	◉ ◉	恶性肿瘤

13. 浆液性囊腺癌

◆ **超声图像及注意事项**

（1）单房性或多房性。

（2）从肿瘤内壁或分隔处向腔内突起实性成分（乳头状增殖图像）。

（3）实性部分边缘呈锯齿状或树枝状。

（4）分隔肥厚。

（5）应确认该囊腺癌有无实性部分及有无腹水。

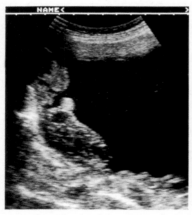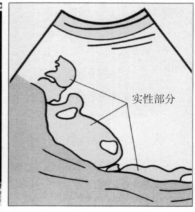

实性部分

肿瘤整体虽为囊性，也可以看到一部分肿瘤壁隆起的实性部分

14. 黏液性囊腺癌

◆　**超声图像及注意事项**

（1）与浆液性囊腺癌相比，多房性更常见。

（2）由隔壁向腔内突出实性部分。

（3）分隔肥厚。

（4）应确认有无实性成分及有无腹水。

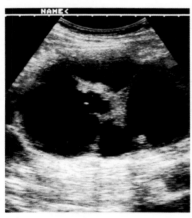
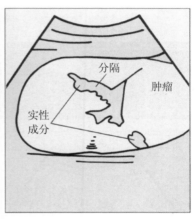

肿瘤整体虽为囊性，也可见到囊内部分分隔增厚，同时还可见到一部分实性成分

◎ 浆液性囊腺瘤

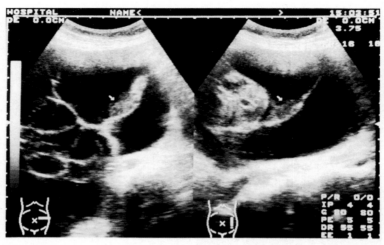

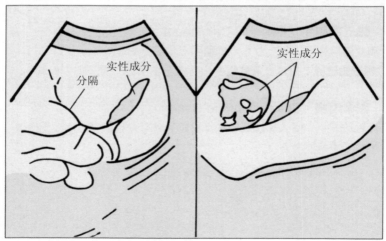

显示肿瘤为多房性，虽然分隔未见增厚，但仍见到一部分实性成分，确认这样的实性成分对诊断很重要

15. 其他卵巢癌

（1）子宫内膜样腺癌（endometroid adenocarcinoma）：类似子宫内膜癌的肿瘤，囊性肿瘤内有一部分实性成分。

囊性部分有浆液性、黏液性等多种。

（2）胚胎性癌（embryonal carcinoma）：多发生于不满20岁的年轻人，多在单侧，预后极其不良。外形不规整，内部的海绵状实性成分与囊性成分混合存在。多伴有腹水。

（3）卵黄囊癌（yolk sac tumor）：由中胚层来源的肿瘤，多发生于比较年轻的女性，预后极其不良。

（4）类皮样癌（dermoid carcinoma）：类皮样囊腺瘤恶变，是一种扁平上皮癌。类皮样囊腺癌与浆液性囊腺癌的声像图特征相似。

（5）卵巢肉瘤（sarcoma of ovary）：由中胚层来源的肿瘤，多发生于比较年轻的女性，预后极其不良。

16. 转移性卵巢肿瘤

◆ **超声图像及注意事项**

（1）为实性肿瘤。

（2）肿瘤界限较清楚。

（3）内部可见圆形或类圆形囊泡（虫蚀样）。

（4）应注意有无腹水。

◆ **库肯勃瘤**（krukenberg tumor）

由胃、肠等消化道肿瘤转移至卵巢，病理组织学显示肿瘤细胞核位于细胞的一侧，称为印戒细胞（signet ring cell）。

◎ 卵巢转移性肿瘤

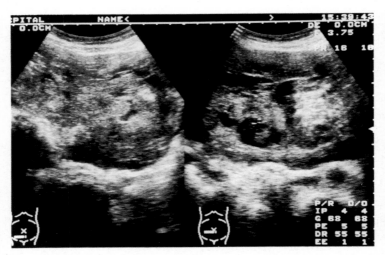

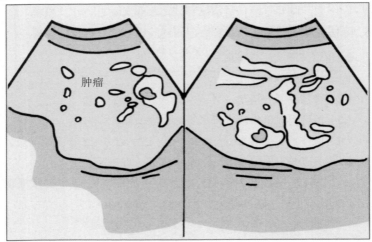

肿瘤整体为实性，内部回声不均匀，似虫蚀状。本例为胃癌卵巢转移

◎ 卵巢转移性癌

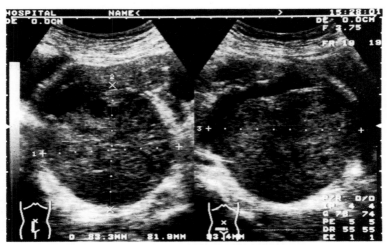

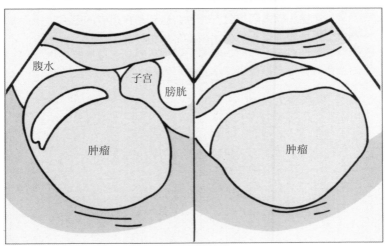

显示为实性肿瘤，内部一部分似虫蚀状，另外还可见到腹水，本例为直肠癌
卵巢转移

四、经阴道超声检查

经阴道检查法是将探头插入阴道内对阴道周围及盆腔脏器进行观察的一种检查方法。

◆ **经阴道超声检查的优点**

（1）膀胱内不用充满尿液，可与内诊同时进行。

（2）不受肥胖、手术瘢痕等因素的影响。

（3）探头距子宫、卵巢很近，可使用高频探头。

（4）可任意地选择扫查切面。

（5）与其他腔内检查相比痛苦较小。

◆ **经阴道超声检查的不足**

（1）由于使用高频探头，探头较远部分显示困难。

（2）探头附近处视野狭窄。

（3）不易把握脏器的位置关系。

（4）在探头插入阴道时有时也会遇到来自患者的阻力。

（5）作为在诊察台旁使用的设备体积较大。

◆ **适用于经阴道超声检查的项目**

产科领域

（1）妊娠初期胎囊、胎儿的确认。

（2）妊娠初期胎盘位置异常的诊断。

（3）异位妊娠的诊断。

妇科领域

（1）对不孕症的卵泡测量与内膜观察。

（2）子宫肿瘤的良、恶性诊断（尤其对浸润深度的判定）。

（3）子宫直肠陷窝处肿瘤的诊断。

（4）超声引导下的取卵。

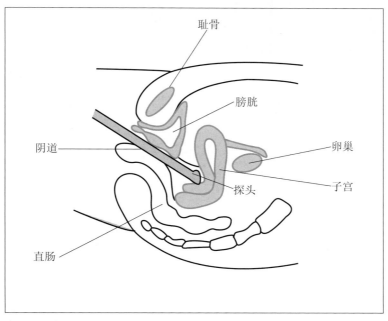

经阴道扫查法

◎ 子宫内膜与卵泡的测量

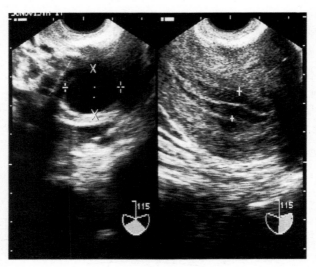

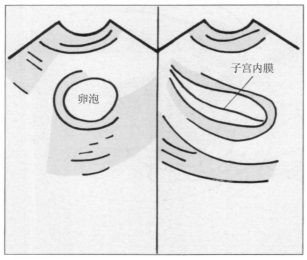

排卵前的超声图像。与经腹扫查相比显示会更清楚

◎ 卵黄囊图像

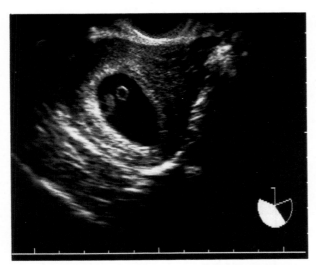

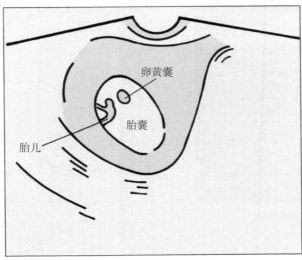

妊娠7周零3天的卵黄囊图像

◎ 经阴道扫查的各种超声图像

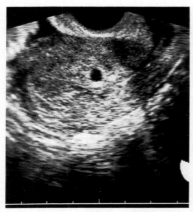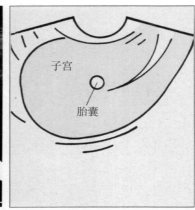

妇娠4周零5天的超声图像。子宫内可观察到小的胎囊

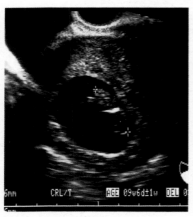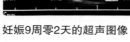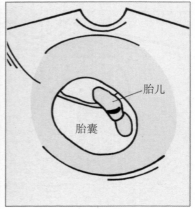

妇娠9周零2天的超声图像

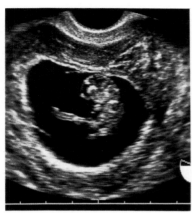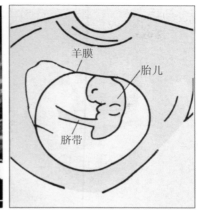

妊娠9周零6天的超声图像。可观察到脐带与羊膜

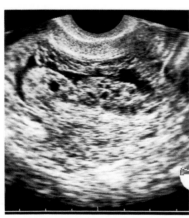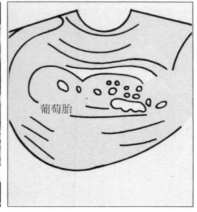

妊娠8周零2天的完全性葡萄胎超声图像

◎ 经阴道扫查的各种超声图像

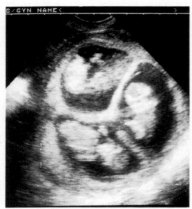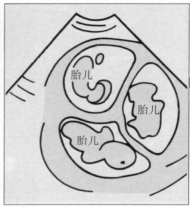

妊娠8周零4天的多胎妊娠超声图像（品字胎）

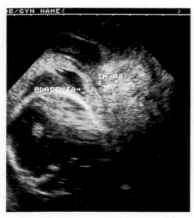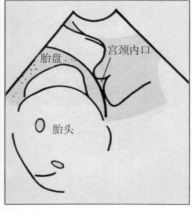

妊娠23周零3天完全性前置胎盘的超声图像（IN-OS：宫颈内口）

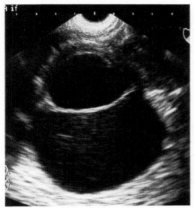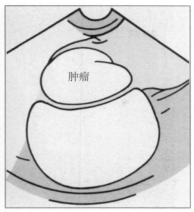

右卵巢内可见一充满细点状回声的巧克力囊肿图像

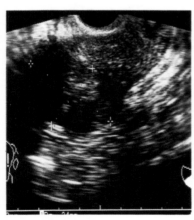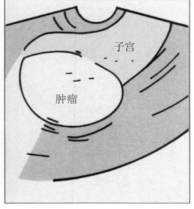

肌瘤的超声图像

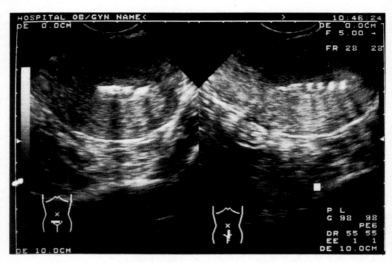

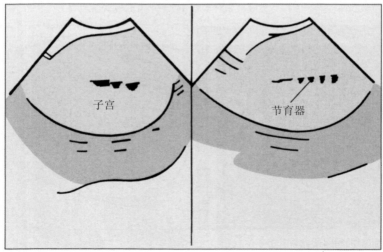

宫内节育器的超声图像

五、其他超声图像

◎ 子宫萎缩

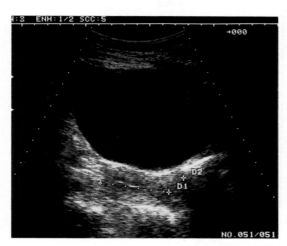

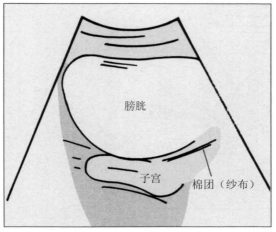

闭经女性的子宫超声图像。萎缩子宫的长径约为7 cm

◎ 棉团（纱布）图像

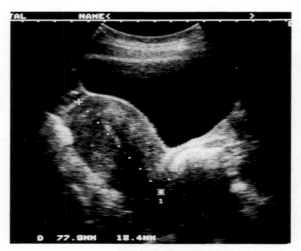

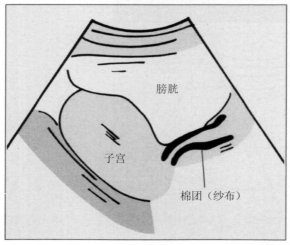

阴道内可见到强回声，后方伴回声衰减，从回声强度可考虑为异物（纱布），这时要询问患者阴道内是否放入纱布、棉团

◎ 后屈子宫图像

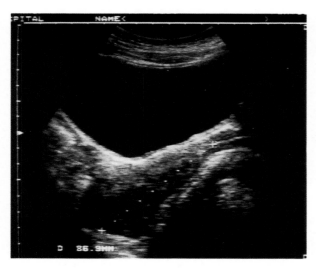

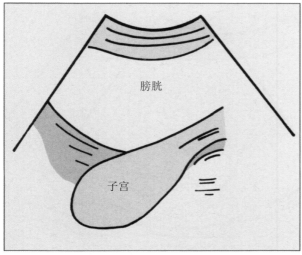

子宫底部向骨盆底部方向倾斜，是后屈子宫的图像

◎ 水囊图像

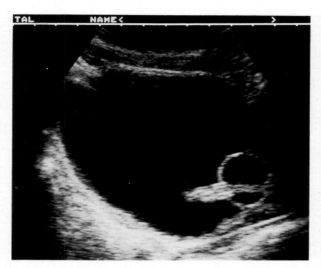

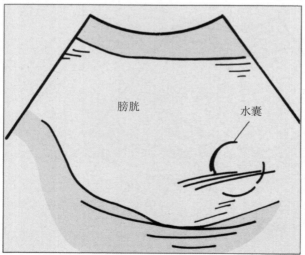

膀胱内显示线状及球囊样图像（导尿管顶端的水囊）

◎　宫颈腺囊肿

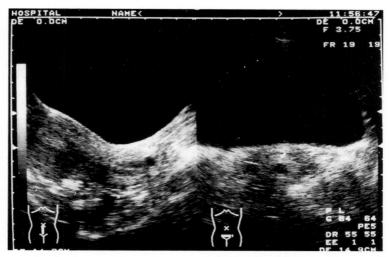

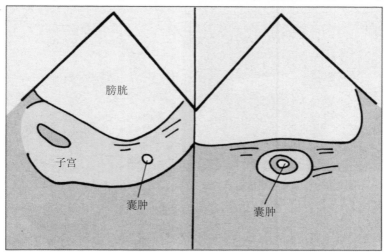

宫颈部显示的小囊泡图像是宫颈腺囊肿（naboth cyst）

◎ 腹水

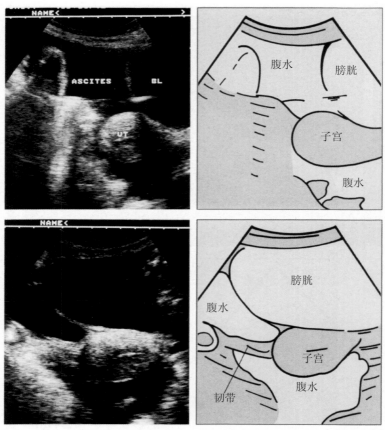

子宫周围无回声区域为腹水的声像图。腹水与卵巢囊肿鉴别时，应注意凡有肠管在其中漂浮的均为腹水

◎ 内膜检查后宫腔内弓状气体回声

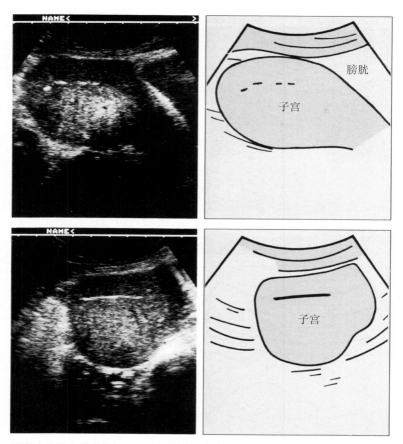

子宫内显示出线样强回声，这不是宫内节育器而是内膜检查后残留的气体回声。与宫内节育器的鉴别点是节育器在横切面上可显示，而宫腔内这种线样回声，横切面上不显示。当然，问一下患者有没有放过节育器或是否做过内膜检查就会更清楚了

◎ 图像显示方面应注意的事项

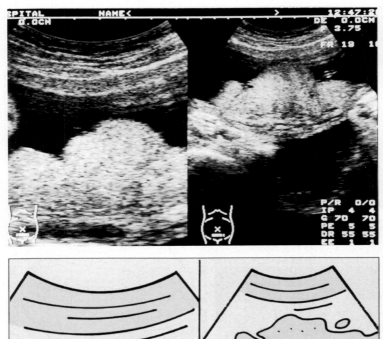

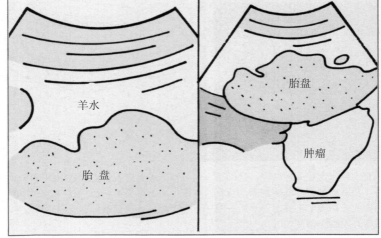

妊娠16周零3天的超声图像。左图显示为整个妊娠子宫的图像。右图显示出在子宫后方有一卵巢囊肿，而在左图中却没有显示出来。这一点应特别注意

◎ 脐带绕颈

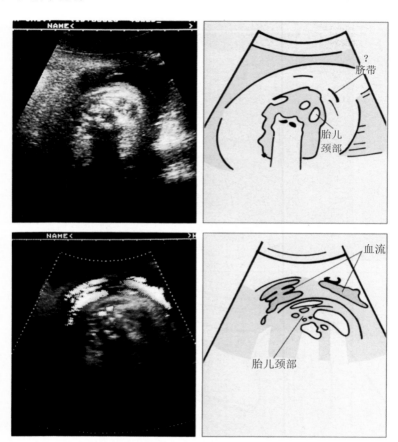

妊娠40周零2天的超声图像。黑白超声仪器显示在胎儿颈部有脐带样回声，再用彩超观察很容易诊断为脐带绕颈

◎ 处女膜闭锁

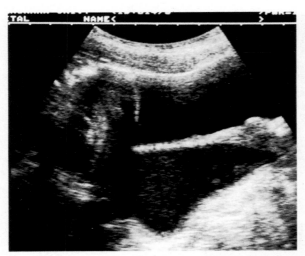

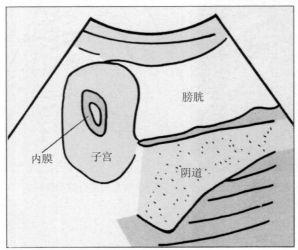

阴道血肿。14岁女性，处女膜闭锁，月经血潴留在阴道内的超声图像

附录A　超声术语

中文	英文	术语注释
回声	echo	从被检物反射回来的超声波段为回声
A型	A-mode	以探头接收到的反射超声脉冲信号幅度为纵坐标，以传播时间为横坐标的一种表达方式
B型	B-mode	以声束扫查移动位置为横坐标，以超声脉冲的传播时间为纵坐标，用亮度的明暗程度表示回声强弱的显示方式
C型	C-mode	显像平面与B型超声显像平面相垂直，每一声脉冲到达成像平面所通过的深度距离都相同，即等深度显示
M型	M-mode	用固定的探头探测活动物体时，得到的移动物体位移随时间变化的显示方式
超声切面法	ultrasonography	用B型方式显示的脉冲反射式超声成像，发射脉冲声波，接收其反射声波而获得物体切面像的超声成像方法
脉冲法	pulse method	利用超声脉冲进行检查的方法
多普勒法	Doppler method	利用超声反射波的多普勒效应进行超声检查的方法
反射法	reflection method	利用由超声的反射波进行检查的方法
实时显示	real-time display	视觉虽然不能感受到发射与接收之间的时间延迟，但可及时见到图像的显示方法。只有高速扫查才可实现实时显示
图像显示	video display	将超声波诊断仪所得到的声像信号用电子屏幕显示的方法
换能器	transducer	将超声波的机械振动与电信号相互转化的装置
探头	probe	换能器及其辅助设施（线圈、电缆等）
线形扫查	linear scan	超声波声束相互平行，边移动边发射的扫查方式

续表

中文	英文	术语注释
弧形扫查	arc scan	超声波束沿圆弧的圆心，向周边发射的扫查方式
扇形扫查	sector scan	超声波声束由一点开始作扇形发射的扫查方式
环形扫查	circular scan	超声波声束由圆的中心向四周发射的扫查方式
放射扫查	radial scan	超声波声束沿圆周进行发射的扫查方式
复合扫查	compound scan	使用两种以上扫查方式结合的扫查方式
声强	sound intensity	介质内在单位时间中通过与声束垂直面积的平均声能
压电效应	piezoelectricity	某些材料在某些方向发生应变时，产生与应变成正比的电变化，相反这类材料在外电场的作用下，产生与电场成正比的机械应变的现象
声阻抗	impedance	介质的密度与介质内声速的乘积
方向性	directivity	发射或接收某一频率声波的声源在其远场中所具有的方向特性
声束	beam	根据声源的指向性，在某个方向上形成的集中发射的束状超声波
重复频率	pulse rate	每秒内发射脉冲群次数
衰减	attenuation	超声波通过组织时其强度随着距离、吸收、反射而减弱的现象
分辨力	resolution	分辨邻近两点结构的能力
脉冲宽度	pulse width	超声脉冲持续的时间
多普勒频移	doppler shift	根据多普勒效应而发生的频率变化
杂音	noise	由超声波设备中电路自感产生的无用信号
增益	gain	电压等增加的幅度。通常用分贝（dB）表示

续表

中文	英文	术语注释
灵敏度时间控制	sensitivity time control	接收放大的信号随时间变化的增益控制方法，用于对由距离而产生衰减的增益补偿
近场增益	near gain	通过调节STC，对近场进行抑制
远场增益	far gain	通过调节STC，对远场进行抑制
动态范围	dynamic range	放大器能放大最低至最高信号电压的范围，最大回声与最小回声之比，用dB表示
分贝	decibel	超声波强度、输出能量的相对表示单位，强度、输出能量比常用对数表示
耦合介质	coupling medium	涂敷于探头换能器与传声介质之间以减低声阻抗的声学材料
接触法	contact method	用探头接触体表或脏器表面进行超声发射与接收的检查方法
水浸法	immersion method	将探头放入水（或液体）中，利用水作为介质对被检者进行超声波的发射与接收的检查法
体内法	intra-corporal method	将探头放入体内完成超声波的发射与接收的方法
胃充盈法	liquid filled stomach method	胃内充满去气水等液体，为检查创造良好显示条件的方法
膀胱充盈法	full bladder technique	膀胱内充满尿液，为检查创造良好显示盆腔脏器条件的方法
超声波穿刺术	ultrasonically guided puncture	通过观察超声图像进行穿刺的技术

附录B　妇产科超声术语

中文	英文	术语注释
无回声区	anechoic area	不发生反射超声波的区域
低回声区	low echo area, hypoechoic area	回声低于周围的区域
高回声区	high echo area, hyperechoic area	回声高于周边组织的区域
等回声区	isoechoic area	与周围组织回声几乎相等的区域
声影	acoustic shadow	病变、骨骼等后方无回声的区域
边缘	border	肿瘤的外部边界
内部回声像	internal echo(es)	肿瘤内部的回声特征
分隔像	septum echo(es)	由肿瘤等内部分隔处反射的超声波
囊性特征	cystic pattern	内部为无回声或弱回声，伴后方回声增强，考虑为囊性的回声特征
实性特征	solid pattern	内部显示有回声，考虑为实性的回声特征
混合形态	mixed pattern	内部一部分为无回声，一部分为有回声的混合回声特征
正中线回声	midline echo	由颅内正中结构产生回声的总称
胎囊	gestational sac (GS)	妊娠早期受精卵外周环形结构在超声切面图像上显示出来的部分
枯萎卵	blighted ovum	超声切面上未显示胎芽，即非生存的胎囊
头臀长	crown-rump length(CRL)	超声切面中从胎儿头部至臀部最远端的直线距离
双顶径	biparietal diameter(BPD)	胎儿头部最大横径
胎儿呼吸样运动	fetal breathing movement (FBM)	宫内显示胎儿时，见到胎儿进行像呼吸样的活动状态